Gelenk- und Rückenschmerzen müssen nicht sein

www.weltinnenraum.de

Dieses Buch ist inhaltlich weitgehend identisch
mit dem im Mosaik Verlag erschienenen Titel:
Ayurveda bei Gelenk- und Rückenschmerzen

Aurum Verlag in:	Enddurchsicht: Jutta Oppermann
© J. Kamphausen	Fotos, Tabellen: Dr. med. Ernst Schrott
Verlag & Distribution GmbH	Typografie, Satz: Wilfried Klei
Postfach 101849,	Umschlag-Gestaltung:
D-33518 Bielefeld	KleiDesign
Fon 0521/ 56052-0	Druck & Verarbeitung:
Fax 0521/ 56052-29	Westermann Druck Zwickau

Deutsche Ausgabe:

Die Deutsche Bibliothek – CIP-Einheitsaufnahme

Ein Titeldatensatz für diese Publikation
ist bei der deutschen Bibliothek erhältlich.

1. Aufl. - 2002

ISBN 3-89901-002-7

Alle Rechte der Verbreitung, auch durch Funk, Fernsehen und
sonstige Kommunikationsmittel, fotomechanische oder vertonte Wiedergabe
sowie des auszugsweisen Nachdrucks vorbehalten.

Dr. med. Ernst Schrott
Dr. med. Wolfgang Schachinger

Gelenk- und Rückenschmerzen müssen nicht sein

*Die wertvollsten Tipps
des Maharishi Ayur-Veda
bei chronischen rheumatischen
Erkrankungen*

AURUM

- 6 Einleitung
- 6 Rheumasprechstunde
- 7 Vielzahl rheumatischer Krankheitsbilder
- 8 Risiken der modernen Medizin
- 8 Ein „Krankheitsverwaltungssystem"
- 9 Detailwissen und Bezug zur Ganzheit

11 Der Ayurveda

- 12 **Ayurveda – Ursprung zeitloser Heilkunst**
- 14 Maharishi Ayur-Veda – uraltes Heilwissen neu belebt
- 15 Menschlicher Körper – Abbild der Natur
- 17 **Die Natur von Geist und Körper**
- 17 Die drei Doshas
- 18 Vata ermöglicht Bewegung und Kommunikation
- 21 Pitta bildet Wärme, steuert den Stoffwechsel und den Energiehaushalt
- 23 Kapha gibt Struktur und Form
- 24 Gesundheit im Gleichgewicht der Doshas
- 25 Unser Körper – ein Universum für sich
- 25 Das ganze Farbspektrum des Lebens
- 26 Die geistigen Eigenschaften der Doshas
- 27 Biologische Rhythmen
- 29 Subdoshas – Schlüsselfunktionen der Physiologie
- 30 Stoffwechsel und Verdauung
- 31 Srotas – „Krankheitssystem" des Körpers
- 33 **Linderung und Heilung von Schmerz**
- 33 Schmerzerleben ist subjektiv
- 34 Auch Pitta und Kapha können beteiligt sein

37 Ayurvedische Heilverfahren

- 38 **Vollkommene Gesundheit**
- 38 Sind wir im Selbst gegründet?
- 39 Krankheit entsteht im Bewusstsein
- 40 40 Ansätze für vollkommene Gesundheit
- 40 Einfache grundlegende Ernährungsempfehlungen
- 44 Yoga –sanfte Körperübungen
- 45 Rasayanas – Stärkungsmittel aus der Natur
- 45 Pancha Karma – Verjüngung und Regeneration
- 47 Transzendentale Meditation
- 49 Jyotish – in Einheit verbunden
- 50 Yagyas – vedische Verfahren zur Unterstützung des Gleichgewichts
- 50 Sthapatya-Veda – vedische Architektur und Baubiologie
- 53 Biologische Rhythmen und ihre Nutzung für die Gesundheit
- 55 Verschiedene Massageanwendungen für zu Hause
- 60 **Ayurvedische Heilpflanzen**
- 61 Gewürze und Kräuter
- 61 Mit Pflanzenkraft gegen rheumatische Beschwerden

65 Die freien Radikale

- 66 **Stress und oxidativer Stress – die Welt der freien Radikale**
- 66 Sauerstoff – Lebensgrundlage und Übeltäter
- 68 Wenn Eisen rostet und Fette ranzig werden
- 68 Ein natürlicher Stoffwechselprozess und seine Gefahren
- 69 Die Zelle als Angriffspunkt
- 69 Wie kann das System freier Radikale entgleisen?

- 69 Du wirst zu dem, was du wahrnimmst
- 70 Stress und die Mechanismen der Radikalfreisetzung
- 70 Erholung, Regeneration und Wiederaufbau
- 71 Ruhe – eine der wichtigsten Voraussetzungen
- 72 Amrit Kalash
- 76 Pancha Karma und freie Radikale

79 Rheumatische Krankheitsbilder

- **80 Entzündung bei Rheuma**
- 80 Hilft eine Ernährungsumstellung?
- 80 Fasten und lacto-vegetabile Kost sind wirksam
- 81 Fettsäuren und Entzündungsstoffe
- 83 Vitamine, Mineralstoffe, Spurenelemente
- 89 Kaffee, schwarzen Tee und Kartoffeln meiden
- 89 Fasten bessert die Entzündung
- 90 Antirheumatika weiter einnehmen
- 90 Operative Eingriffe
- 91 Krankengymnastik

- **92 Die Krankheiten im Einzelnen**
- 92 Chronische Polyarthritis
- 98 Morbus Bechterew
- 101 Das Reiter-Syndrom
- 103 Arthritis bei Schuppenflechte
- 105 Gicht

- **113 Unser Rücken – Schutzschild und Ort der Gefühle**
- 114 Nackenschmerzen
- 121 Kreuzschmerzen und Brustwirbelsäulenbeschwerden
- 122 Bandscheibenschäden
- 123 Der tiefe Schmerz im Kreuzdarmbeingelenk
- 123 Ischias
- 124 Allgemeines zur Vorbeugung und Behandlung von Rückenleiden

129 Gelenke – eine wunderbare Einrichtung der Natur

- 129 Orte des Glücks
- 130 Von Gelenk zu Gelenk
- 131 Die Schulter
- 133 Der Ellbogen
- 134 Das Handgelenk
- 135 Hände und Finger
- 137 Die Hüfte
- 138 Das Knie
- 139 Sprunggelenke
- 140 Die Füße

143 Ein Ausblick

- **144 Moderne Naturwissenschaft – zeitlose vedische Wissenschaft**
- 145 Der Mensch – ein vollkommenes Abbild des Universums
- 146 Menschlicher Körper – Ausdruck des Veda und der vedischen Literatur
- 147 Yoga – der Text des Patanjali
- 148 Sthapatya-Veda – der Bauplan des Körpers
- 149 Vedische Astrologie – Sonne, Mond und Sterne in unserem Bewusstsein
- 151 Neue Wege für die Zukunft

153 Anhang

- 154 Liste der Nahrungsergänzungen
- 158 Zur Aussprache der Sanskrit-Wörter
- 159 Adressen und Bücher
- 162 Zu den Autoren

Einleitung

▪ Rheumasprechstunde

Eine Fallgeschichte aus der Rheumasprechstunde könnte so beginnen: Ein junger Mann klagt über Schmerzen in beiden Knien, die vor allem beim Sitzen, in der Kälte oder beim Bergsteigen auftreten und sich durch Wärme und beim Ausstrecken der Beine bessern. Der Arzt untersucht das Gelenk und findet nur einen typischen Druck- und Verschiebeschmerz am Unterrand der Kniescheibe als Hinweis für einen Reizzustand des Kniescheibenknorpels: eine so genannte „Chondropathia patellae". Der Grund für dieses relativ häufige Beschwerdebild vor allem bei jungen Menschen mag in unserem Fallbeispiel eine sportliche Überlastung oder auch ein Mangel an Gleitsubstanz im Kniegelenk sein. Einfache örtliche Anwendungen und einige allgemeine Ratschläge führen hier meist zu einer raschen Besserung.

Nicht immer aber sind solche Gelenkbeschwerden so harmlos. Hinter einer leichten Schwellung eines Fingergelenkes kann sich auch eine beginnende, chronisch-entzündliche Rheumakrankheit verbergen, die oft den Anfang eines jahrelangen Leidensweges markiert. Solche rheumatischen Prozesse können Gelenke angreifen, die Wirbelsäule befallen oder sich schmerzhaft an Sehnen, Muskeln, Schleimbeuteln, im Fett- oder Bindegewebe festsetzen.

Für den Rheumatologen besteht in so einem Fall erst einmal die Hauptaufgabe darin, herauszufinden, um welche Rheumaart es sich handelt. Ist die Krankheit primär entzündlich wie die chronische Polyarthritis oder die Gelenkentzündung bei Schuppenflechte? Liegt sie außerhalb der Gelenke in den Weichteilen (so genannter „Weichteilrheumatismus")? Verursacht eine „Verschleißkrankheit", also eine Arthrose, die Beschwerden, oder ist die Gelenkschwellung lediglich eine Begleiterscheinung ganz anderer, nicht-rheumatischer Krankheiten von Leber, Nieren, Schilddrüse, Blut und Stoffwechsel, um nur einige Möglichkeiten zu nennen? Rheumatische Beschwerden können auch die Folge einer Infektion, etwa nach einem Zeckenbiss, sein oder bei akuten und chronischen Magen-Darm-Krankheiten auftreten.

■ Vielzahl rheumatischer Krankheitsbilder

Überschauen wir das gesamte Spektrum rheumatischer Krankheiten, so lassen sich nicht weniger als 450 zum Teil völlig verschiedene Krankheitsbilder unterscheiden. Sie haben genau genommen nur eines gemeinsam: den Schmerz, der an solchen Körperorganen und -strukturen sitzt, die mit Bewegung zu tun haben. „Rheuma" ist somit der Oberbegriff für alle Schmerz- und Entzündungskrankheiten unseres Bewegungsapparates.

Rheumatische Krankheiten werden eingeteilt in:
- degenerative Rheumakrankheiten: Gelenkarthrose, z. B. Knie-, Hüft- oder Fingergelenke; degenerative Wirbelsäulenleiden, z. B. Bandscheibenschäden und Wirbelgelenkarthrosen;
- entzündliche Rheumakrankheiten: chronische Polyarthritis, Morbus Bechterew, Morbus Reiter, Arthritis bei Psoriasis u. a.; reaktive Arthritis bei Infektionskrankheiten; Arthritis bei Gelenkinfektion; systemische entzündliche Bindegewebserkrankungen, z. B. Lupus erythematodes, Sklerodermie, Dermatomyositis;
- Weichteilrheuma: Entzündung in Muskeln, Sehnen, Schleimbeuteln, Fettgewebe, Knochenhaut, Faszien, Bindegewebe oder Nerven;
- pararheumatische Krankheiten: rheumatische Begleitkrankheiten, z. B. bei entzündlichen Darmkrankheiten, Stoffwechselstörungen, Hormondrüsenerkrankungen, Blutkrankheiten, Leber-, Nieren- oder Nervensystemleiden.

Die moderne Medizin hat wie in anderen Fachbereichen auch auf dem Gebiet der Rheumatologie sehr ausgefeilte Untersuchungsmethoden entwickelt, um die genaue Art der Erkrankung herauszufinden: Spezifische Blutwerte, Röntgenaufnahmen, Ultraschall, Computertomographie oder Kernspinaufnahmen weisen neben typischen Körperbefunden, der Entstehungsgeschichte und dem Verlauf der Erkrankung den Weg zur Diagnose.

■ Risiken der modernen Medizin

In solcher Diagnostik liegt die Stärke unserer Medizin. Was aber die Behandlung betrifft, befinden sich Arzt und Patient in einem bedauernswerten Dilemma. Entzündung und Schmerz werden schwerpunktmäßig durch Medikamente bekämpft, die die Symptome verringern oder beseitigen, aber die Krankheit nicht heilen. Im Gegenteil: Wenngleich auch hier zunehmend sanftere Therapiemethoden wie Vitamine oder Enzyme als entzündungs- und schmerzhemmende Wirkstoffe (Seite 80 ff.) eingesetzt werden, so hat die Mehrzahl der Antirheumatika doch zum Teil gravierende Nebenwirkungen. Selbst die scheinbar einfachen Rheumamittel, die kein Kortison enthalten, so genannte „Nichtsteroidale Antirheumatika" (NSAR), können zu schwer wiegenden Folgeschäden führen. Häufig werden solche Nebenwirkungen von Arzt und Patient unterschätzt. Alle Schmerzmedikamente einschließlich der Acetylsalicylsäure – einem „leichten" Analgetikum – haben sehr hohe Nebenwirkungsraten. So sollen allein in England 4000 (!) Menschen pro Jahr an den Folgen der Einnahme solcher schmerz- und entzündungshemmender Medikamente sterben und Zehntausende stationär in Krankenhäuser eingeliefert werden.

Die Kosten für die Behandlung unerwünschter Nebenwirkungen von Antirheumatika sind immens. Von zwölf Milliarden Dollar, die 1993 in den USA für die Behandlung rheumatischer Krankheiten ausgegeben wurden, entfielen acht Milliarden auf die Behandlung der Krankheit selbst und nicht weniger als vier Milliarden auf die Therapie von Nebenwirkungen.

Eine medizinische Fachzeitschrift berichtet, dass der Wirtschaft in den USA 1995 als Folge solcher Nebenwirkungen Kosten von insgesamt mehr als 76 Milliarden Dollar entstanden sind. Das ist ungefähr zweimal so viel, wie in den USA etwa für die Behandlungen von Diabetes ausgegeben wird. Hier ist ein Umdenken dringend erforderlich!

■ Ein „Krankheitsverwaltungssystem"

Die größte Schwäche unserer westlichen Medizin liegt vor allem darin, dass sie sich immer noch auf die vorwiegend chemische Behandlung von Krankheiten stützt, die letztlich weit mehr auf das Ergebnis des Krankseins als auf seine Ursache ausgerichtet ist. Diese Medizin ist nicht vorbeugeorientiert, sondern behandelt fast nur den bereits eingetretenen Gesundheitsschaden. Ein winziger Bruchteil, nicht mehr als ein Prozent des Gesundheitsbudgets, wird in den westlichen Industrieländern für die Vorsorge ausgegeben. Man kann also nicht von einem „Gesundheitssystem", sondern muss von einem „Krankheitsverwaltungssystem" sprechen. Für Diagnose und Therapie bereits vorhandener Krankheiten wird dagegen ein Milliardenaufwand betrieben, der in den letzten Jahren zu einer nicht mehr finanzierbaren Kostenexplosion im Gesundheitswesen geführt hat.

Detailwissen und Bezug zur Ganzheit

Die moderne Medizin leidet paradoxerweise am meisten unter dem, was sie zu Recht als eine ihrer größten Errungenschaften betrachtet: ihrem unglaublichen Detailwissen über Organe, Zellen und biochemische Abläufe. Sie zergliedert den Menschen in seine Einzelbausteine. Was ihr dabei aber am dringendsten fehlt, sind Modelle, die den Bezug zur Ganzheit des Menschen und des Lebens wiederherstellen.

An dieser Stelle drängt sich der Ayurveda förmlich auf. In einer Zeit, in der nahezu 80 Prozent der Menschen in unserem Land natürliche, gesundheitsorientierte Heilmethoden als Alternative oder Ergänzung zur derzeit praktizierten Medizin wünschen, hat sich die „Mutter der Medizin", wie die ayurvedische Heilkunst als Ausgangslehre für eine Reihe von Naturheilsystemen in verschiedenen Kulturen auch bezeichnet wird, daher in wenigen Jahren schon fest etabliert.

Als Teil der uralten vedischen Wissenschaft Indiens, die in den letzten 40 Jahren von dem Gelehrten Maharishi Mahesh Yogi zum Teil wieder entdeckt, neu interpretiert und weltweit verbreitet wurde, hat diese Heilkunde im Vergleich zu unserer modernen Medizin ein völlig anderes Menschenbild und Therapieansätze, die den Patienten in den Prozess involvieren, sein geistiges und körperliches Gleichgewicht – und damit seine Gesundheit – wieder zu finden.

Dieses Buch gibt Ihnen einen verständlichen Einblick in Ihre Gesundheitsstörungen sowohl aus der Sicht der modernen Medizin als auch

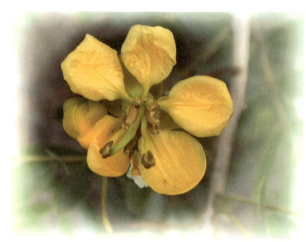

aus der Sicht des Ayurveda. Es bietet Ihnen auch einfach nachvollziehbare Ratschläge an, in Ihrem Rheuma nicht mehr ein unlösbares Problem, sondern eine Herausforderung zur dauerhaften Verbesserung Ihres geistigen und körperlichen Wohlbefindens zu sehen.

Kapitel 1

Der Ayurveda

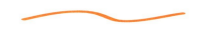

Ayurveda – Ursprung zeitloser Heilkunst

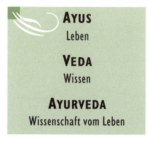

> **Unser eigenes Selbst ist der Ort vollkommener Gesundheit, die Quelle allen Wissens und der eigentliche Dirigent des Lebens.**

Viele Menschen, die in den letzten Jahren auch im Westen mit dem Ayurveda in Berührung kamen, sind fasziniert von den einfachen und logischen Gesetzen dieser uralten Heilkunde und fühlen sich darin auch sofort zu Hause. Was ist der Grund dafür? Die Charaka-Samhita, eines der drei Hauptwerke der ayurvedischen Literatur, gibt uns eine, wahrscheinlich sogar die entscheidende Antwort darauf: Die Gesetze des Ayurveda sind universell gültig und zeitlos, denn sie beschreiben die Natur des Lebens selbst. Was die Rishis, die Seher der vedischen Zeit im alten Indien schauten, sind Naturgesetze, die in uns selbst und in der uns umgebenden Natur wirken und mit denen wir daher zutiefst vertraut sind. Mehr noch: Wir sind diese Gesetze selbst. Ein berühmter vedischer Ausspruch dazu lautet: *„Vedo 'ham* – Ich bin der Veda!"

Der wahre Ursprung der „Wissenschaft vom Leben" liegt daher nicht in Asien, nicht in den medizinischen Texten des alten Indien und auch nicht in den Überlieferungen einer alten Kultur. Er liegt nach Auffassung der ayurvedischen Lehre im Inneren jedes Menschen, am Ursprung seines Denkens, Handelns und Empfindens, im eigenen Selbst. Das eigene Selbst ist gewissermaßen die kosmische Bibliothek, die alle Bücher der Weisheit und des Wissens enthält. Jeder von uns kennt Augenblicke im Leben, in denen er in einem stillen Moment tiefe Einsichten und Erkenntnisse aus diesem Bereich des Wissens gewinnt. Die Heimstatt des Veda, so sagen

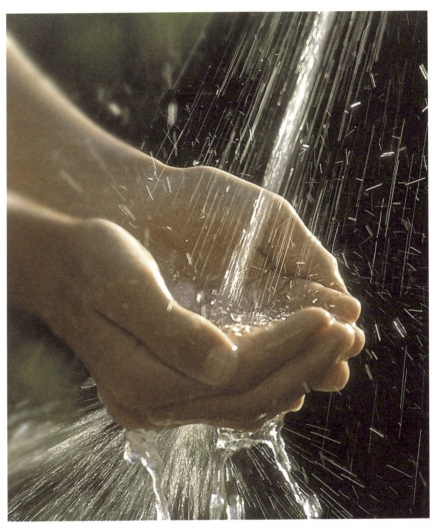

1: Maharishi Ayur-Veda – die Wissenschaft vom gesunden und langen Leben – greift zurück auf die eigentliche Quelle von Verjüngung, Gesunderhaltung und Heilung: den Veda, die stille Intelligenz der Natur.

die vedischen Weisen, ist das tiefste innere Sein des Menschen, ein Bereich stiller Bewusstheit, in der der Mensch die kosmische Seinsebene berührt und mit ihr eins wird.

■ Maharishi Ayur-Veda – uraltes Heilwissen neu belebt

Aus dieser Sicht betrachtet ist es also gar nicht so wichtig, ob der Ayurveda nun 3000 oder 5000 Jahre alt ist. Selbst die ältesten Texte gehen nicht auf die historischen Ursprünge zurück. Anfangs wurde das Wissen mündlich überliefert und erst sehr viel später wurden schriftliche Aufzeichnungen angefertigt. Im Laufe der langen Geschichte des Ayurveda sind jedoch wertvolle Therapien und Heilansätze in Vergessenheit geraten oder verändert worden. Zum Teil wurden sie nur noch in wenigen Familientraditionen bis in die heutige Zeit bewahrt. Dadurch hat der Ayurveda viel von seiner ursprünglichen Vollständigkeit und damit auch von seinen Möglichkeiten verloren. Bereits zu Anfang des Jahrhunderts gab es daher in Indien Bestrebungen, den Ayurveda zu erneuern. Der entscheidende Durchbruch gelang aber erst vor gut einem Jahrzehnt, als der vedische Gelehrte *Maharishi Mahesh Yogi* die Initiative ergriff und zusammen mit den größten Experten des Landes eine grundlegende Reform des Ayurveda begann.

> Der Veda ist das älteste überlieferte Wissensgut der Menschheit. Er befasst sich mit der gesamten Reichweite der Schöpfung von den konkreten Ausdrucksformen des Lebens bis hin zu den abstrakten Bereichen des Bewusstseins.
>
> Die Aussagen der Veden decken sich weitgehend mit den Erkenntnissen der modernen Quantenphysik, die im Vereinheitlichten Feld aller Naturgesetze die Basis aller Materie und Energiefelder sieht.
>
> Der Veda identifiziert das Vereinheitlichte Feld als den Bereich reinen Bewusstseins. Praktisches Ziel des Veda ist die Selbstfindung und Selbstverwirklichung der Menschen über regelmäßige Erfahrung reinen Bewusstseins.

Das Hauptanliegen war vor allem, die reinen, kulturunabhängigen und universell gültigen Prinzipien dieser Heilkunde klar herauszuarbeiten, sie für die heutige Zeit verständlich zu formulieren und alle ursprünglichen Heilansätze wieder zu erschließen. Diese Neuformulierung heißt Maharishi

Ayur-Veda. Sie hat sich in wenigen Jahren als moderne Ganzheitsmedizin weltweit verbreitet und wurde vom „All India Ayurveda Congress", der Standesorganisation aller Ayurveda-Ärzte Indiens, als „die wieder vollständige ayurvedische Heilkunde höchster Qualität" bezeichnet.

Maharishi Ayur-Veda beinhaltet damit nicht nur eine namhafte Erwähnung des Begründers, sondern ist auch gewissermaßen ein Markenname, der die kompetente Anwendung aller vedischen Wissenszweige, die ständige Weiterentwicklung durch ein internationales Expertenteam und die Vereinbarkeit mit den modernen Naturwissenschaften garantiert. So ist man im Maharishi Ayur-Veda auch vor Missbrauch und Teilwissen geschützt.

> Die praktische Anwendung des Veda sowie der vedischen Literatur und natürliche ayurvedische Heilansätze erlauben es jedem Menschen, Gesundheit und Wohlbefinden als sein angeborenes Recht zu entdecken.

■ Menschlicher Körper – Abbild der Natur

In dem uralten Wissen, das heute als *Maharishi Ayur-Veda* bzw. *Maharishis Vedischer Gesundheitsansatz* wieder in seiner ursprünglichen Ganzheit zur Verfügung steht, erkennt man den menschlichen Körper als vollkommenes Abbild der Natur (Veda, siehe Seite 144 ff.). Die 40 vedischen Wissenszweige entsprechen demnach genau zuzuordnenden Strukturen von Nervensystem und Körper. Sie sind der stille und unmanifeste Bauplan unseres Körpers. Die praktische Anwendung des Veda und der vedischen Literatur sowie die ayurvedischen Heilansätze ermöglichen jedem Menschen, vollkommene Gesundheit, Glück und Wohlbefinden als sein angeborenes Recht zu entdecken. Dieses ganzheitliche Gesundheitsmodell versteht sich aber nicht als Gegensatz zur modernen Medizin, sondern ergänzt und vertieft diese in wichtigen Bereichen:

- Es belebt die innere Intelligenz des Menschen, den Ursprung und die Quelle seiner Selbstheilungskräfte durch die Verbindung mit dem eigenen Selbst: Yoga, Bewusstseinstechniken wie die Transzendentale Meditation.
- Es werden mathematische Berechnungen über den Einfluss der Planeten (unsere kosmischen „Gegenstücke") auf die Gesundheit im Maharishi Jyotish, der vedischen Astrologie, mit einbezogen.

DER AYURVEDA

- Im Sthapatya-Veda, der vedischen Architekturlehre, geht das vollständige Wissen von der Ordnung und dem Bauplan der Natur auch in das Wissen für gesundes Bauen und Wohnen ein, bis hin zur optimalen Planung, Gestaltung und Orientierung nach den Himmelsrichtungen von Häusern und Städten.
- Schließlich kann das ganzheitliche Heilwissen des Ayurveda in der Gesundheitserziehung, Vorbeugung und Heilung von Krankheiten eingesetzt werden und so die moderne Medizin in diesem Bereich sinnvoll ergänzen: z. B. in Bezug auf die Ernährung, Heilkräuter, Reinigungstherapien, die tägliche und jahreszeitliche Routine, die Pulsdiagnose und vieles mehr. Dieser Ansatz bildet im Wesentlichen die Grundlage für dieses Buch.

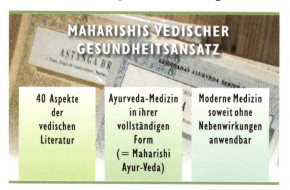

2: Die Säulen des Vedischen Gesundheitsansatzes

Die Natur von Geist und Körper

Um die ayurvedischen Anwendungen und Therapieempfehlungen für die verschiedenen Rheumakrankheiten sinnvoll einsetzen zu können, müssen wir zuerst einen Einblick in elementare Zusammenhänge von Körper und Geist, wie der Maharishi Ayur-Veda sie sieht, erhalten. Diese sind mit etwas Einfühlungsvermögen leicht zu verstehen und erweitern unsere Vorstellung von körperlichen und geistigen Beziehungen bei Krankheit und Gesundheit ganz wesentlich.

■ Die drei Doshas

Von besonderer Bedeutung ist die Lehre von den drei Doshas, grundlegenden und ganzheitlichen Prinzipien oder Kräften, die alle körperlich-geistigen Vorgänge steuern. Diese heißen *Vata*, *Pitta* und *Kapha* (siehe Abb. auf Seite 18). Es sind gewissermaßen die Instrumente des Lebens, die, wenn wir gesund sind, harmonisch das Lied unseres kosmischen Daseins spielen oder bei Störung und Krankheit Missstimmung und Dissonanz verursachen.

Die Instrumente des Lebens richtig stimmen

Da wir für die richtige Stimmung dieser Instrumente selbst sorgen können, sollten wir uns mit ihrer Natur und ihren Besonderheiten wieder vertraut machen. Die Betonung liegt hierbei auf „wieder", denn die Doshas als natürliche Regelprinzipien unseres Organismus sind uns wohl bekannt. Wir haben ihre Hinweise in der Vergangenheit vielleicht nicht immer so beachtet, wie es erforderlich gewesen wäre, um gesund oder im inneren Gleichgewicht zu bleiben – die Doshas haben sich jedoch stets „zu Wort gemeldet", wenn es darum ging, innere Bedürfnisse auszudrücken, Ungleichgewichte von Geist oder Körper zu melden oder, wenn sie gut gestimmt im Gleichklang waren, Wohlbefinden, Glück und Schaffensfreude auszudrücken. Der Maharishi Ayur-Veda erinnert uns an ihr Spiel und gibt Hilfestellung, diese Instrumente unseres Lebens harmonisch zu stimmen. Und, was von großem Reiz und besonderem Wert ist, sie erlauben, unsere eigene Natur, unseren Typ zu bestimmen sowie zu verstehen und dadurch mehr im Einklang mit unseren natürlichen Anlagen und Eigenschaften zu leben.

Der Fragebogen auf Seite 19 gibt Ihnen ein vertieftes Verständnis der Doshas und von deren Ausprägungen bei Ihnen selbst.

■ Vata ermöglicht Bewegung und Kommunikation

Die einfachsten und treffendsten Worte für die Aufgaben von Vata sind Bewegung und Kommunikation. Vata ermöglicht Handlungen: angefangen von einfachen Bewegungen beim Gehen oder Laufen, Sprechen, Singen oder Tanzen bis hin zu höchst komplexen Bewegungsmustern, die

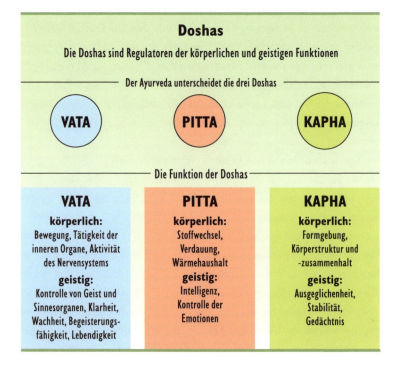

ein virtuoser Pianist für ein Stück von Mozart oder ein Akrobat bei einer schwierigen Zirkusnummer einstudiert hat. Jeder von uns hat seine eigene, von der Natur gegebene Art, sich zu bewegen und durchs Leben

So ermitteln Sie das vorherrschende Dosha

Kreuzen Sie die zutreffenden Charakteristika an.
Die Spalte mit den meisten Kreuzen entspricht dem bei Ihnen vorherrschenden Dosha

	VATA	**PITTA**	**KAPHA**
Haar-Typ	☐ trocken, fein, zart	☐ dünn, rötlich, schnelles Ergrauen	☐ kräftig, fettig
Haut	☐ trocken, rau	☐ sanft, rötlich	☐ fettig, feucht
Geistige Aktivität	☐ wacher, ruheloser Geist, einfallsreich	☐ scharfer Intellekt, tüchtig, Perfektionist	☐ gelassen, ruhig, stabil
Gedächtnis	☐ schnelles Lernen und Vergessen	☐ generell gutes Gedächtnis	☐ gutes Langzeitgedächtnis
Wetter	☐ Abneigung gegen kaltes Wetter	☐ Abneigung gegen heißes Wetter	☐ Abneigung gegen feucht-kühles Wetter
Schlaf	☐ leichter, unterbrochener Schlaf	☐ erholsamer Schlaf	☐ erholsamer, langer und tiefer Schlaf
Reaktion bei Stress	☐ erregt sich schnell, gequält, ängstlich	☐ schnell verärgert, kritisch, gereizt	☐ nicht so schnell aus der Ruhe zu bringen
Körperbau	☐ leicht	☐ mittelschwer	☐ schwer
Hunger	☐ unregelmäßig	☐ regelmäßig hungrig	☐ kann leicht Mahlzeiten ausfallen lassen
Bewegungen	☐ schnell	☐ exakt bestimmt	☐ langsam und gleichmäßig
Stimmungen	☐ wechseln schnell	☐ wechseln mittelschnell, intensiv	☐ stabil
Gesamtpunkte			

zu gehen. Wie wir das tun, kennzeichnet auch den Anregungszustand dieses Doshas.

Die permanente Anregung von Vata ist eine der wichtigsten Ursachen für viele Krankheiten unserer Zeit.

Es gibt vielfältige Gründe, wie Vata aus dem Gleichgewicht geraten kann. Einige davon werden bei der Besprechung der verschiedenen rheumatischen Krankheitsbilder (Seite 92 ff.) hervorzuheben sein. Denn ein Zuviel an Vata, also eine Fehlsteuerung in diesem Bereich unserer Physiologie, steht im Mittelpunkt der Volkskrankheit Rheuma in all ihren vielfältigen Erscheinungsformen.

Steuerprinzip vegetativer Bewegungsabläufe und Transportsystem

Vata ist nicht nur die Triebkraft unseres sichtbaren Handelns und aller damit verbundenen bewussten Bewegungsmuster, sondern steuert und koordiniert auch sämtliche unbewussten, also vegetativen Bewegungsabläufe und transportiert Stoffe. Es bestimmt den Rhythmus und die Frequenz von Herzschlag und Atem, führt die Nährstoffe zu den Zellen und Geweben und bringt Botenstoffe, Hormone oder Immunkomplexe an ihren Bestimmungsort. Ist dieser freie Fluss von Information blockiert, entstehen aus ayurvedischer Sicht Schmerz, Spannung und Störungen von Bewegung und Empfindung. Ursache dafür können Toxine, Ablagerungen und Stoffwechselfehlprodukte sein. Ayurveda nennt diese *Ama*, ein wichtiger Themenkreis, auf den wir noch genauer einzugehen haben.

Die unterschiedlichen Rezeptoren des peripheren Nervensystems leiten ihre Wahrnehmungen unter dem Einfluss von Vata an das Zentralnervensystem weiter, wo sie in unser Bewusstsein gelangen.

Wachheit, Wahrnehmung, Glück und Schmerz

Vata ist auch die Triebkraft unserer geistigen Aktivität, des Denkens, und die Grundlage geistiger Wachheit und Flexibilität. Es ermöglicht uns, durch die Sinnesorgane wahrzunehmen und Informationen aus der Außenwelt aufzunehmen. Hier berühren wir eine entscheidende Stelle zum Verstehen rheumatischer Krankheiten. Das Erleben von Glück und Wohlbefinden und das Erleiden von Schmerz in all seinen unterschiedlichen Qualitäten unterliegt nämlich vor allem dem Aufgabenbereich von Vata. Wir werden später zwar noch sehen, wie der Schmerz – etwa von Gelenk oder Muskel – auch von den beiden anderen Doshas Pitta oder Kapha geprägt

Das VATA-Prinzip

Merkmale von ausgeglichenem VATA:		Merkmale von unausgeglichenem VATA:	
• Lebhaftigkeit	• Flexibilität	• Ruhelosigkeit	• Müdigkeit
• Fröhlichkeit	• Wachheit	• Ängstlichkeit	• Sorgen
• Schnelligkeit	• Sprachgewandtheit	• Untergewicht	• Tendenz zum Übertreiben
• Vorstellungskraft			

Diese Faktoren bringen VATA ins Ungleichgewicht:
unregelmäßige Tagesroutine und Mahlzeiten, spätes Zubettgehen, kaltes, trockenes Wetter, übermäßiges geistiges Arbeiten, Reisen

oder beeinflusst sein kann. Die grundlegende Qualität aller Empfindungen aber, ob angenehmen oder unangenehmen, wird immer von Vata weitergeleitet und vermittelt.

Anpassung und Veränderung – gelenkig oder unbeweglich?
Wir sollten uns schließlich bei der Bewertung dieses Doshas bewusst machen, dass Rheuma eine Krankheit der Bewegungsorgane darstellt – Vata in seiner Funktion als Triebkraft für Bewegung und Veränderung also die wichtigste Einflussgröße bei Gelenk- und Wirbelsäulenbeschwerden ist und daher für die Heilung und die Linderung dieser Beschwerden und für das Wiedergewinnen von Wohlbefinden unsere besondere Aufmerksamkeit verdient.

Bewegung geht einher mit Veränderung. Geistig unbeweglich oder flexibel, körperlich gelenkig oder steif sind unterschiedliche Ausdrucksebenen des Bewegungsprinzips Vata. Hier berühren wir schließlich die psychosomatischen Aspekte von Rheuma, die gelegentlich bei einzelnen Krankheitsbildern zur Sprache kommen sollen.

Pitta bildet Wärme, steuert den Stoffwechsel und den Energiehaushalt

Pitta steht für Verbrennung, Stoffwechsel und Wärmehaushalt. Es regelt alle Stoffwechselprozesse in den Verdauungsorganen und in den Zellen und Geweben. Dieses Dosha liefert die Energie, die verwandelt. Es be-

Das PITTA-Prinzip

Merkmale von ausgeglichenem PITTA:		Merkmale von unausgeglichenem PITTA:	
• Herzlichkeit	• klare Sprache	• Haarausfall	• fordernd
• Mut, Stärke	• gute Verdauung	• Tendenz zu Ärger	• Hautirritationen
• Konzentrations- fähigkeit	• lebendige Ausstrahlung	• Ergrauen des Haares	• Verletzungsgefahr

Diese Faktoren bringen PITTA ins Ungleichgewicht:
zu viel Hitze oder Sonne, Alkohol, Rauchen, Zeitdruck, zu viel Aktivität, scharfes, salziges oder saures Essen, Auslassen von Mahlzeiten

---

wirkt so den Umbau von Stoffen und stellt Energie für sämtliche Prozesse in unserem Organismus zur Verfügung. Menschen mit einem guten und ausgewogenen Pitta erfreuen sich einer gesunden Körperwärme, sind gut durchblutet und sehen meist prächtig aus. Sie strahlen ihre Wärme in die Umgebung ab und geben sie an die Mitmenschen weiter – auch in seelisch-geistiger Beziehung. Daher verbreiten sie – nicht zuletzt aufgrund ihres Humors, ihrer Begeisterungsfähigkeit und erfrischenden Kreativität – eine warme und herzliche Atmosphäre.

Entzündung, Rötung und Überwärmung sind typische Kennzeichen rheumatischer Erkrankungen wie der akuten Gicht mit dem so heftig pochenden und stechenden Schmerz, der am häufigsten zuerst im Großzehengrundgelenk auftritt.

Wenn Pitta gestört ist

Pitta-Störungen – meist liegt ein Übermaß dieses Doshas vor – können zu verstärkter Hitze, Entzündungen, psychischer Gereiztheit, aggressivem Verhalten sowie zu ganz speziellen körperlichen Krankheiten oder psychischen Problemen führen. Pitta ist bei Rheuma vor allem deshalb von Bedeutung, weil es das Dosha von Entzündung, Überwärmung, Rötung und Hitze ist.

Temperament und Lebenswärme

Pitta entfacht in uns nicht nur bei Krankheit sein Feuer, sondern, wenn erforderlich, auch in den verschiedensten Situationen des täglichen Lebens, und zwar besonders dann, wenn uns Mutter Natur einen gehörigen Schuss dieser Dosha-Energie in die Wiege gelegt hat. Ob gesund oder krank – Pitta-Typen reagieren stets auf ihre temperamentvolle Art. Leiden sie

> ## Das KAPHA-Prinzip
>
> | Merkmale von ausgeglichenem KAPHA: | | Merkmale von unausgeglichenem KAPHA: | |
> |---|---|---|---|
> | • liebevoll | • methodisch | • Gleichgültigkeit | • Allergien |
> | • mitfühlend | • entspannt | • Übergewicht | • fettige Haut |
> | • Stabilität | • langsam | • langsame Verdauung | • besitzergreifend |
> | • gutes Gedächtnis | | | |
>
> **Diese Faktoren bringen KAPHA ins Ungleichgewicht:**
> zu viel Schlaf, zu viel Essen, zu wenig Bewegung, kaltes, feuchtes Wetter, schweres, fettes, süßes und saures Essen

z. B. an Erkältung und Fieber, dann entwickeln sie meist rasch große Hitze und kräftigen Schweiß. Erkranken Gelenke, dann besteht häufig die Tendenz zu Rötung, Schwellung, Überwärmung und Entzündung.

Scharfer Verstand und schöpferische Ideen
Im geistigen Bereich gibt Pitta den scharfen Verstand, steuert die Welt unserer Gefühle sowie Emotionen und stellt die Energie für geistige Verarbeitung, schöpferische Ideen und Transformation zur Verfügung.

■ Kapha gibt Struktur und Form

Kapha gibt dem Körper sowie seinen Zellen und Geweben Struktur, Form und Gestalt. Es sorgt für Stabilität und bildet die materielle Grundlage unseres Seins. Zu Kapha gehören auch die Flüssigkeiten im Körper. Zudem verleiht ein gutes Kapha geistige Stabilität und ein gutes Langzeitgedächtnis. Menschen mit natürlichem, gut ausgeprägtem Kapha sind stark und ausdauernd. Ihr Wesen ist ruhig und eher bodenständig. Sie sind nicht so schnell aus dem Gleichgewicht zu bringen und schätzen die langfristige, stabile Planung mehr als die allzu schnelle Entscheidung und den zu schnellen Wechsel des Kurses im täglichen Leben, das sie eher gelassen und mit liebevoller Loyalität zu führen wissen.

> Ist Kapha bei Rheuma vermehrt, werden die Gelenke teigig und neigen zu Versteifung und Verdickung.

Wenn Kapha im Körper (und im Geist) überhand nimmt, entstehen Trägheit, Phlegma und Bewegungsarmut. Flüssigkeiten können sich in den Geweben ansammeln, die Zirkulation der Körpersäfte ist behindert,

Schleimhäute schwellen an, Gelenke werden teigig, bilden einen Erguss und neigen zu Versteifung und Verdickung.

■ Gesundheit im Gleichgewicht der Doshas

Sind die Doshas im individuellen Gleichgewicht, dann ist der Mensch nach der Lehre des Ayurveda gesund. Geraten diese Bioregulatoren jedoch aus dem Gleichgewicht, dann treten körperliche oder geistige Störungen und Krankheiten auf. Dabei ist zu beachten, dass jedem Menschen ein eigenes und ganz persönliches Gleichgewicht seiner Bioregulatoren bestimmt

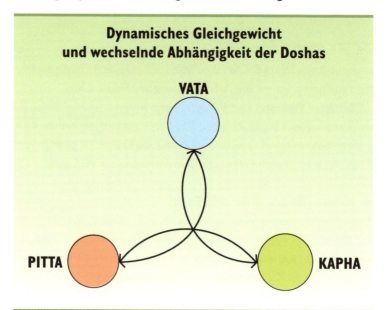

ist. Gleichgewicht bedeutet also nicht Gleichheit. Wie bei der Beschreibung der einzelnen Doshas bereits kurz angedeutet charakterisieren Vata, Pitta und Kapha unsere ureigene Persönlichkeit. Sie bestimmen unseren Geist-Körper-Typ und geben daher auch Aufschluss über unsere ganz eigene Art zu handeln, zu reagieren oder Krankheiten zu entwickeln. Leben wir im Einklang mit unseren elementaren Eigenschaften, dann sind die Doshas wunderbar gestimmte Instrumente unseres Organismus, die uns bei der vollen Verwirklichung all unserer Aufgaben, Wünsche und

Bestrebungen auf dem Weg zur Erfüllung unserer persönlichen Entwicklung in idealer Weise behilflich sind.

Regulation und Harmonie – eine komplexe Aufgabe
Neben dieser mehr stabilen Grundnatur der Doshas, die bei jedem Menschen eine ganz individuelle Konstellation hat, unterliegen die geistigen und körperlichen Energien aber auch allen aktuellen Veränderungen und Anforderungen und müssen sich diesen anpassen. Das ist bei genauer Betrachtung ein unendlich komplexes Geschehen, das minutiös von einer überragenden Intelligenz in unserem Körper gesteuert wird.

■ Unser Körper – ein Universum für sich

Vergegenwärtigen wir uns, dass unser Nervensystem mehr Signalkombinationen in jeder einzelnen Sekunde verarbeitet, als es Atome im Universum gibt. Werden wir uns dabei bewusst, welch grandiose Integrationsleistung unser Organismus vollbringen muss, wenn wir nur die einfachsten Aktivitäten wie Sprechen, Schreiben oder Lesen ausführen. Hundert Billionen Zellen, aus denen unser Körper besteht, von denen fünfhundert Milliarden Tag für Tag absterben und neu gebildet werden, müssen in komplexe Vernetzungen und Funktionskreise einbezogen werden. All diese Vorgänge zu integrieren, unser gesamtes Denken, Fühlen, Handeln, die Aufnahme von Nahrung, das Bewältigen von Krisensituationen, die Erfahrung von Glück oder die Vorgänge von Geburt, Wachstum und Entwicklung liegen im Aufgabenbereich der drei Doshas, die ganz natürlich eine individuelle Balance anstreben. Leben ist also ein lebendiges Wechselspiel von Einflüssen und unseren Reaktionsweisen darauf, immer mit dem Bestreben, eine natürliche Balance aufrechtzuerhalten oder wiederherzustellen.

Haben wir die selbstregulierende Innenwahrnehmung verloren, entstehen körperliche und geistige Ungleichgewichte, die unter Umständen zu akuten oder dauerhaften Störungen oder Krankheiten führen.

■ Das ganze Farbspektrum des Lebens

Ein Vergleich mit einem Farbfernsehbild mag dies veranschaulichen: Ein gutes Bild entsteht aus der harmonischen Mischung der drei Grundfarben Rot, Gelb und Blau. Nimmt dagegen eine Farbe überhand, sagen wir Blau, dann entsteht ein farbstichiges Bild und die Farbharmonie ist gestört. Ähnlich ist es mit unserem Geist-Körper-System. Nimmt ein Dosha überhand, so entwickeln sich Symptome und körperlich-geistige Erscheinungen, die zunächst nur als Vorstadien, später auch als bereits manifeste Krankheiten erscheinen. Der Mensch ist in Disharmonie geraten. Sein Vata, Pitta oder Kapha ist gestört. Auch eine Kombination von Ungleichgewichten im Bereich der Doshas ist in allen Variationen möglich.

Solange wir den Selbstrückbezug, wie ihn der Maharishi Ayur-Veda lehrt, in uns aufrechterhalten, also ein gesundes Gespür für richtig und falsch bewahren und danach handeln, unterstützen wir unsere Doshas in ihrem natürlichen Bestreben nach Gleichgewicht als Ausdruck und Voraussetzung für Gesundheit. Haben wir diese Anlagen zur Innenwahrnehmung verloren oder missachten wir sie, entsteht ein körperliches und geistiges Ungleichgewicht, das zu akuten oder dauerhaften Störungen oder Krankheiten führen kann. Ziel aller ayurvedischen Therapien ist es daher, das Gleichgewicht, die Harmonie der Doshas, wiederherzustellen und dabei die Selbstheilungsenergien freizulegen und die Fähigkeit für ein gesundes Leben zu entwickeln.

■ Die geistigen Eigenschaften der Doshas

Manche geistigen Eigenschaften haben wir bereits erwähnt, hier folgt nun eine etwas ausführlichere Aufzählung, um die Bedeutung der Doshas als ganzheitliche Bioregulatoren besser zu verstehen.

- *Vata:* wach, sensitiv, feinfühlig, flexibel, geistig rege, lebendig und offen.
- *Pitta:* kreativ, scharfer Verstand, dynamisch; bereit, die Dinge anzupacken und zu verändern.
- *Kapha:* stabil, ausdauernd, gründlich, bodenständig, gutes Langzeitgedächtnis.

Im Ungleichgewicht kennzeichnen die Doshas aber auch unsere negativen geistig-seelischen Eigenschaften und Charakterzüge.

- *Vata* ist dann ängstlich, besorgt, nervös und zaudernd, reagiert empfindlich auf Sinnesreize und Umweltbelastungen.
- *Pitta* reagiert gereizt, grantig, aggressiv und zornig, ist leicht hitzköpfig und fällt durch vermehrtes Verlangen nach Genussmitteln auf.

- *Kapha* wirkt träge, dumpf und schwerfällig, sowohl im Denken als auch im Handeln – oder es macht schwermütig, stur und geistig unbeweglich.

Bereits durch diese sehr einfache Unterteilung in Vata, Pitta und Kapha ist eine differenzierte Zuordnung von Krankheiten mit ihren körperlichen und psychischen Eigenschaften und Symptomen möglich. Wir erhalten so ein neues Verständnis von Krankheiten, das uns bei der Bewertung von rheumatischen Krankheiten eine große Hilfe sein wird.

Biologische Rhythmen

Die Doshas geben, so weit haben wir sie bereits kennen gelernt, Aufschluss über die „Natur einer Erkrankung". Da sie kosmologische, überall wirkende Prinzipien sind, unterliegt auch die äußere Natur ihrem Wechselspiel – ausgedrückt z. B. in dem Wandel der Jahreszeiten, in Tageszeitenrhythmen oder in Klima und Landschaftsstruktur.

Die Doshas bei Wind und Wetter

Wenn Wetter und Klima bestimmte Eigenschaften annehmen, werden die entsprechenden Doshas auch in uns angeregt:

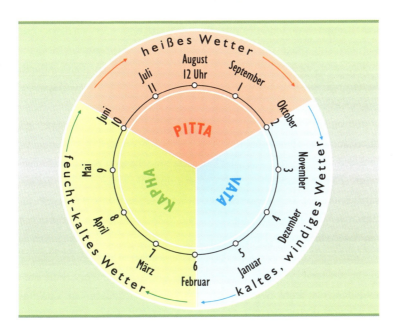

- *Vata* durch kaltes, trockenes Wetter, z. B. im Winter, oder durch Zugluft, Föhn und Wind. Wer an rheumatischen Schmerzen leidet, spürt diese Wetterveränderungen im wahrsten Sinne des Wortes in allen Knochen. Die Beschwerden kündigen sich häufig schon im Vorfeld des Klima-Umschwungs an; zuverlässig wie ein Wetterbericht.
- *Pitta* durch Hitze, z. B. im Sommer.
- *Kapha* durch feuchtes und kaltes Wetter, z. B. im Frühjahr zur Schneeschmelze, bei Nebel, Regen oder Schneefall.

Die Doshas im Tageslauf

Auch während ihres Tageslaufs geben uns die Doshas wichtige Hinweise für ihre Störungen. *Kapha*-Probleme zeigen sich oft zur Kapha-Zeit des Tages, also morgens etwa von sechs bis zehn Uhr. Der Körper kann sich hier noch schwer, träge, steif und unbeweglich anfühlen und der Geist will noch nicht so recht wach werden. Zur analogen Kapha-Zeit abends fühlen wir uns unter Umständen übermäßig müde und schlafbedürftig. Kapha und *Ama* (siehe Seite 30) haben oft ganz ähnliche Eigenschaften, so dass bei einem Übermaß an Ama Kapha-ähnliche Erscheinungen auftreten können. Bei der chronischen Polyarthritis wird noch besonders auf diesen Zusammenhang hingewiesen. Die für diese Krankheit typische Morgensteifigkeit ist Ausdruck von schwerem, Kapha-artigem Ama, dem wir durch Änderungen der Tagesroutine und eine Ernährungsumstellung wirksam begegnen können.

Pitta nimmt am späten Vormittag und über Mittag zu, zeigt sich oft durch zunehmenden Appetit, aber unter Umständen auch durch vermehrte Beschwerden, wenn diese mit Pitta zusammenhängen. Auch nachts zwischen 22 und 2 Uhr, wenn Pitta erneut dominiert, bestimmte Organe regeneriert und Körperwärme für den Schlaf erzeugt wird, können Pitta-Beschwerden auftreten. Typisch ist ein nächtlicher Gichtanfall des mit Harnsäure belasteten Patienten.

Vata bringt Schwung in den Nachmittag und vermehrt unsere Träume in der zweiten Nachthälfte. In den frühen Morgenstunden regt es die Ausscheidung von Stuhl, Urin und Stoffwechselabfallprodukten an. Vata-Be-

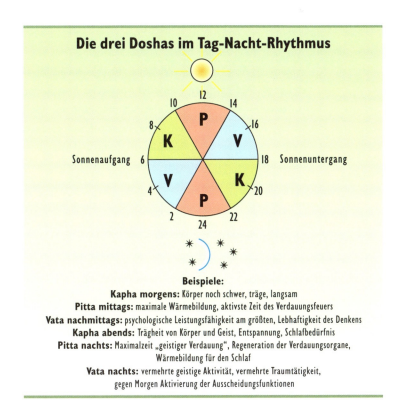

Beispiele:
Kapha morgens: Körper noch schwer, träge, langsam
Pitta mittags: maximale Wärmebildung, aktivste Zeit des Verdauungsfeuers
Vata nachmittags: psychologische Leistungsfähigkeit am größten, Lebhaftigkeit des Denkens
Kapha abends: Trägheit von Körper und Geist, Entspannung, Schlafbedürfnis
Pitta nachts: Maximalzeit „geistiger Verdauung", Regeneration der Verdauungsorgane, Wärmebildung für den Schlaf
Vata nachts: vermehrte geistige Aktivität, vermehrte Traumtätigkeit, gegen Morgen Aktivierung der Ausscheidungsfunktionen

schwerden zeigen sich ebenfalls häufig in diesen Zeiten. Da Vata von den drei Doshas am leichtesten aus dem Gleichgewicht zu bringen ist, verursacht es auch die meisten körperlichen und psychischen Probleme. Es kann aber glücklicherweise durch eine gesunde Vata-ausgleichende Routine im täglichen Leben bald wieder ins Lot gebracht werden.

Subdoshas – Schlüsselfunktionen der Physiologie

Subdoshas sind Teilfunktionen der Doshas, die eine Schlüsselstellung mit speziellen Aufgaben in der menschlichen Physiologie einnehmen. Vata, Pitta und Kapha haben jeweils fünf Unterfunktionen, die hier nicht genauer besprochen werden. Welche Bedeutung die Subdoshas für unser Wohlbefinden und für die Entstehung von Krankheiten haben, soll hier aber anhand eines Beispiels erläutert werden:

Das System der Doshas und Subdoshas ist die gemeinsame Grundlage zur Beschreibung aller komplexen Vorgänge in Mensch und Umwelt und ihrer wechselseitigen Beeinflussung.

Apana-Vata sitzt energetisch im unteren Bauchraum und regelt alle Vorgänge, die mit Ausscheidung zu tun haben – also Stuhlgang, Harnausscheidung, Absonderung von Samenflüssigkeit und Menstruation. Auf geistiger Ebene ist Apana das Prinzip des „Loslassen-Könnens", eine Fähigkeit, die heute nur noch wenige Menschen besitzen. Ist das Prinzip Apana gestört, dann können ganz verschiedene Symptome und Krankheiten auftreten. Ein gestörtes Apana ist die energetische Ursache einer Vielzahl rheumatischer Krankheitsbilder, vor allem macht es Beschwerden im Bereich des Beckens und unteren Rückens, verursacht Hexenschuss, Kreuz- und Hüftschmerzen oder Arthrose im Knie.

Um die verschiedenen Rheumaformen aus ayurvedischer Sicht zu verstehen, müssen noch weitere wichtige Begriffe erklärt werden.

■ Stoffwechsel und Verdauung

Ama – Toxine im Körper

Eine wesentliche Ursache von Krankheit und Schmerz liegt nach Auffassung des Maharishi Ayur-Veda in Übereinstimmung mit der westlichen Medizin in der Ansammlung von Toxinen. Der ayurvedische Arzt bezeichnet diese unabhängig von ihrer Herkunft als Ama (a-ma = unverdaut, unreif, ungekocht) und meint damit alle Stoffwechselfehlprodukte, unverdaute Nahrungsbestandteile, Zellgifte und körperfremde Stoffe, also die Gesamtheit der Endo- und Ektotoxine. Diese können Ausgangspunkt und Folge von körperlichen und psychischen Erkrankungen sein.

Agni – biologisches Feuer

Die Ursache für das Auftreten von Endotoxinen wird in einer Funktionsstörung des ganzheitlichen Prinzips Agni gesehen. Agni ist auf körperlicher Ebene das Zell- und Stoffwechselfeuer – die Verdauungskraft. In geistiger Hinsicht repräsentiert Agni die Fähigkeit des Nervensystems, Sinneseindrücke zu verarbeiten – die „geistige Verdauung". Agni unterliegt als psychosomatisches Prinzip zahlreichen externen und internen Einflüssen: Ernährung, biologische Rhythmen, Emotionen, Konstitution, Klima, Jahreszeiten, körperliche und geistige Tätigkeit, soziales Umfeld usw. Die Therapie von Agni muss daher ganzheitlich erfolgen und kann sich nicht allein auf Empfehlungen zur Auswahl gesunder Nahrungsmittel beschränken.

Im Maharishi Ayur-Veda gibt es ein reichhaltiges Wissen über Maßnahmen zur Stärkung von Agni. Dazu gehören u. a. Rezepturen zur Stärkung der Verdauungskraft und Wiederherstellung einer gesunden Darmflora, individuelle Diäten und Fastenkuren, umfangreiche Kenntnisse über die Wirkung von Nahrungsmitteln, Kräutern und Mineralien sowie ein Leben im Einklang mit der eigenen Natur und den biologischen Rhythmen. Die Beurteilung der Vitalität von Agni ist wegen seiner wichtigen Rolle bei der Entstehung von Krankheit und Schmerz von großer Bedeutung.

Wichtige Aspekte zur Stärkung von Agni sind Rezepturen für eine starke Verdauung, ein umfangreiches Wissen über die Wirkung von Nahrungsmitteln, Kräutern und Mineralien sowie ein Leben im Einklang mit der eigenen Natur.

Ojas – Die Anti-Schmerz-Substanz

Ein gesundes Agni ist eine der Voraussetzungen für die kontinuierliche Bildung von Ojas, der feinsten Essenz von Nahrung. Es ist das feinstoffliche Äquivalent zu körperlichem und geistigem Wohlbefinden, sozusagen die „Anti-Schmerz-Substanz" des Körpers.

Ojas verleiht Immunität, psychische und physische Stärke, Ausstrahlung, Vitalität, Ausgewogenheit und Glück. Schmerz und Krankheit entstehen dort, wo die Bildung von Ojas beeinträchtigt ist und Ama als negatives Pendant entsteht. Wie Sie Ama beseitigen oder dessen Entstehung verhindern, erfahren Sie bei den einzelnen Krankheitsbildern.

Die Ausscheidung vorhandener Toxine kann mit zum Teil sehr einfachen, aber wirkungsvollen Maßnahmen wie der Heißwasser-Trinkkur gefördert werden. Sie dient vor allem der Ausleitung wasserlöslicher Toxine, während Ghee (Butterreinfett) oder andere ölige Substanzen fettlösliche Stoffe binden und bei der Pancha-Karma-Therapie eingesetzt werden (siehe Seite 45 ff.).

■ Srotas – „Kanalsystem" des Körpers

Mit Srotas bezeichnet der Ayurveda die Kanälchen des Körpers, in denen Substanzen transportiert werden. Zu den Srotas mit Versorgungsfunktion gehören die Bronchien und das Magen-Darm-System. Die ableitenden

Harnwege und der Dickdarm entsorgen dagegen den Körper. Auch das Blutgefäß- und das Lymphsystem gehören zu den Srotas ebenso wie die Kapillaren, die Poren in der Zellwand und die Transportwege innerhalb der Zellen. Der Ayurveda beschreibt für jedes Gewebe ein eigenes System von Srotas. Der Substanztransport in den Srotas kann zu stark, zu gering, blockiert oder rückläufig sein.

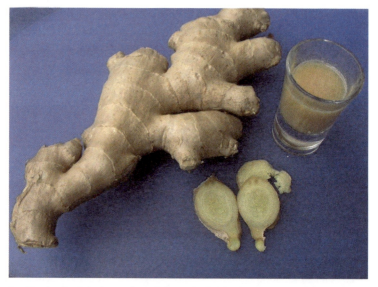

3: Der frische Saft, das trockene Pulver oder die frische Wurzel von Ingwer enthalten Kräfte, die im Ayurveda seit Jahrtausenden zur Vorbeugung sowie zur Gesunderhaltung und zur Heilung genutzt werden. Ingwer gilt unter anderem als wirksames Gewürz zur Stärkung der Verdauungskraft sowie zur Verbrennung und Ausleitung von Giftstoffen aus dem Darm.

Linderung und Heilung von Schmerz

In einem Buch über Rheuma können wir nicht umhin, uns auch mit dem unangenehmsten Bestandteil dieser Krankheit zu befassen und uns Gedanken über den Sinn von Schmerz und seine Entstehung aus ayurvedischer Sicht zu machen. Schmerzen sind Warnsignale unseres Körpers, die wir beachten und deren Ursachen wir ganzheitlich beseitigen sollten.

Aus ayurvedischer Sicht sind Schmerzen primär eine *Vata*-Erscheinung, denn Vata regelt die Informationsübertragung und die Reizleitung in den Nerven. Schmerzen treten dort auf, wo der freie Fluss der Information blockiert ist und Vata in seinem Bewegungsfluss auf ein Hindernis stößt. Diese Blockaden im ganzheitlichen Sinn zu überbrücken und zu beseitigen ist Ziel der ayurvedischen Schmerztherapie. Unbewusst hat jeder von uns diese Therapie schon angewendet: Wenn wir uns den Fuß am Türrahmen gestoßen haben, reiben wir die schmerzende Stelle und versuchen so instinktiv, den unterbrochenen Energiefluss wiederherzustellen. Viele der lokalen Anwendungen des Ayurveda machen sich dieses einfache Prinzip zunutze: Einreibungen mit medizinierten Kräuterölen, Umschläge, Packungen, Auflagen, Wärme- oder Kälteanwendungen haben das Ziel, den Energiefluss anzuregen.

▪ Schmerzerleben ist subjektiv

Wie Sie sicher schon selbst erfahren haben, verändert sich Schmerzempfindung im subjektiven Erleben: In typischen Vata-Phasen empfindet man Schmerzen stärker als sonst. Beispielsweise sind Zahnschmerzen nachts während der Vata-Phase besonders unangenehm und Kopfschmerzen treten durch typische Vata-Situationen wie Stress und psychische Belastungen verstärkt auf. Sogar Farben haben über die Sinneswahrnehmung einen spürbaren Einfluss auf Wohlbefinden und Schmerzzustände. Wissenschaftliche Untersuchungen haben ergeben, dass beim Anblick der Farbe Gold morphinähnliche Substanzen, die so genannten Endorphine, freigesetzt werden, die Schmerzen reduzieren. An einer deutschen Krebsklinik macht man sich dies zunutze und verwendet in den Krankenzimmern diese Farbe. Aus ayurvedischer Sicht regt der Anblick von Gold am meisten die Bildung von *Ojas* an.

■ Auch Pitta und Kapha können beteiligt sein

Obwohl Vata prinzipiell an jeder Art von Schmerz beteiligt ist, können auch die beiden anderen Doshas Pitta und Kapha mit einbezogen sein. Auch *Ama* ist unter Umständen an der Schmerzentstehung beteiligt. Bei bestimmten Schmerzkrankheiten, vor allem bei rheumatisch-entzündlichen Gelenkerkrankungen, sind deshalb giftausleitende Maßnahmen wie Fasten (Seite 44), Flüssigkeitstage, spezielle ayurvedische Präparate oder Nahrungsergänzungen sowie Pancha Karma (Seite 45 ff.) angezeigt.

Für die örtliche Behandlung von Schmerzen ist es hilfreich, die typischen Schmerzcharakteristika aus ayurvedischer Sicht zu kennen, da sich die Art der Anwendung danach richtet.

● *Vata-Schmerzen* empfinden Sie als ziehend, wandernd, elektrisierend, spannend, krampfend, blitzartig einschießend oder als wandernd und veränderlich.

> **VIELSEITIGE BEHANDLUNGSMÖGLICHKEITEN**
> Die Vielseitigkeit der Therapieansätze im Maharishi Ayur-Veda bzw. in Maharishis Vedischem Gesundheitsansatz erlauben eine hohe Effektivität in der Behandlung von Schmerz und Krankheiten im Allgemeinen. Ein weiterer Vorteil liegt darin, dass unterschiedliche Ansätze aus den gleichen einheitlichen Betrachtungsmodellen abgeleitet werden. Daraus ergibt sich eine klare Systematik und Gesetzmäßigkeit in dieser natürlichen Heilkunde. Alle Behandlungen sind darüber hinaus wohltuend, sanft und angenehm. Sie stehen bei richtiger Anwendung im Einklang mit dem natürlichen Empfinden des Patienten, der sich verstanden fühlt, und sie wirken auch bei lokaler Anwendung ganzheitlich.

Sie verschlimmern sich durch Kälte, Zugluft, Trockenheit, Anstrengung, schnelle Bewegung, Stress, Zeitdruck, Angst, Sorgen, Fasten, trockene, rohe und blähende Nahrungsmittel. Sie verbessern sich durch Wärme, Ruhe, ölige und feuchtwarme Anwendungen, Dampfbäder, regelmäßigen Tagesablauf, Entspannung, Stille, regelmäßiges Essen, ausreichendes Trinken, warme und nahrhafte Speisen.

> Schmerzen können die Qualitäten von Vata, Pitta oder Kapha haben und werden örtlich individuell behandelt.

Typisch sind Nerven- und Ischiasschmerzen, abnutzungsbedingte Gelenk- und Wirbelsäulenerkrankungen, Nackenschmerzen durch Zugluft, Gelenkschmerzen bei Fingerpolyarthrose und oft auch bei chronischer Polyarthritis.

● *Pitta-Schmerzen* empfinden Sie als pochend, klopfend oder brennend.

Sie verschlimmern sich durch Wärme, Hitze, Ärger, Aggressivität, übersteigerten Antrieb, heiße, scharfe und saure Nahrungsmittel und durch Hunger und Genussmittel, vor allem Alkohol. Sie verbessern sich durch Kühle, wärmeentziehende, kalte Anwendungen, Ausgewogenheit von Ruhe und Aktivität, Auseinandersetzung mit der Schönheit der Natur, Mäßigung sowie Einschränkung von Genussmitteln.

Typisch sind akut-entzündliche Gelenkerkrankungen, klopfende Gelenkschmerzen, Gichtanfall und aktivierte Arthrose.

● *Kapha-Schmerzen* empfinden Sie als dumpf, diffus, unbestimmt, gleich bleibend und schwer.

Sie verschlimmern sich durch Kälte, Feuchtigkeit, zu viel Schlaf, Bewegungsarmut, Schwermut, Eintönigkeit, schweres, kaltes, zu fettes und zu kohlenhydratreiches Essen. Sie verbessern sich durch trockene Wärme, Trockenreibungen und -massagen, Bewegung, Heiterkeit, Motivation, geistige Anregung, leichtes, warmes und stoffwechselanregendes Essen sowie Fasten.

Typisch sind Schmerzen durch Schleimhauterkrankungen, Wasseransammlungen und Wirbelsäulenbeschwerden bei stoffwechselträgen, phlegmatischen Menschen. Dumpfe und schwere Gelenk- oder Rückenschmerzen treten eventuell in Verbindung mit Depressionen auf.

Kapitel 2

Ayurvedische Heilverfahren

Vollkommene Gesundheit

In der Sprache des Veda ist unser Körper *Amrit Kalash*, ein „Gefäß der Unsterblichkeit". Er beherbergt alles Wissen der Natur, woraus er auch entstanden ist. Impulse von Intelligenz erschaffen und rekonstruieren diesen Körper in jedem Augenblick des Lebens. Während Sie diese Zeilen lesen, laufen in Ihrem Organismus Milliarden chemischer Prozesse ab. Der Körper ist ein fließendes System von unvorstellbarer Komplexität und unentwegter Veränderung und Erneuerung.

Warum, so stellt sich nun die Frage, altern wir dann oder werden krank, wenn doch alles in unserem Organismus einem ständigen Fluss von Austausch und Erneuerung unterliegt? Die Antwort kann nur lauten: Wir reproduzieren uns nach den gleichen fehlerhaften Mustern.

> Unser eigenes Selbst ist der Hintergrund von Wissen, Bewusstsein und Wahrnehmung. Es erlaubt uns, intuitiv richtig zu handeln.

Jedes Gefühl, jeder Eindruck prägt und strukturiert chemisch-physikalische Abläufe in unserem Körper und geht als Erinnerung in alle Zellen ein. Somit erhält jede Zelle eine Kopie unserer Bewusstseinsinhalte und „funktioniert" deshalb wie ihre Vorgängerzelle. Ziel der Therapien des Maharishi Ayur-Veda ist es daher vor allem, diese grundlegenden Muster, die im Bereich unseres Denkens, Fühlens und daraus resultierenden Verhaltens liegen, zu korrigieren und den Menschen in Einklang mit seinem Selbst – sich „selbst" – zu bringen. Bemerkenswerterweise heißt Gesundheit in der ayurvedischen Lehre *Swastha*: „im Selbst gegründet sein."

■ Sind wir im Selbst gegründet?

Sich diese Frage zu stellen, ist offensichtlich von großer Tragweite für unser Leben. Aus vedischer Sicht hängen Glück, Gesundheit und Erfolg entscheidend davon ab. Doch was wissen wir von unserem Selbst? Wir alle sind zur Schule gegangen, haben Schreiben, Lesen und Mathematik gelernt, wissen so manches über die Welt der Atome und den Lauf der Erde um die Sonne. Über unser eigenes Selbst aber haben wir nichts erfahren. Wie ist es also beschaffen? Die vedischen Texte geben uns auch hierüber eine bemerkenswerte Auskunft: Unser eigenes Selbst ist der stille Hintergrund von Wissen, Bewusstsein und Wahrnehmung, der uns erlaubt, intuitiv, aus innerem Wissen heraus, richtig zu handeln. Etwas, was der Verstand nicht kann. Sind wir aber überschattet von den vielfältigen Ereignissen des täglichen Lebens, dann verlieren wir den Kontakt zu dieser Quelle von klarer Entscheidung und vollkommener Gesundheit in uns. Das gilt aus vedischer Sicht als die letzte und ursprüngliche Ursache von Problemen, Misserfolg und Krankheit. Wir haben den „Selbstrückbezug" verloren, so die ayurvedische Lehre.

Auf die innere Stimme hören

Entscheidungen, die aus der Tiefe des Herzens kommen, sind weise Ratgeber, denn sie entspringen der Einheit des Selbst. „Fehler des Intellekts", eines sehr begrenzten Instrumentes unseres Geistes, die als die eigentliche Ursache aller Probleme und Krankheiten gelten, werden so vermieden. Wir sollten also versuchen, äußeren Ereignissen weniger Bedeutung beizumessen und uns davon nicht völlig überschatten zu lassen, um nicht den Bezug zum Inneren zu verlieren. Denn wer im Selbst ruht, bewahrt seine Gesundheit und handelt zum eigenen Wohl und dem anderer.

Krankheit entsteht im Bewusstsein

Im Gegensatz zur modernen Medizin, die die Ursachen von Krankheiten im physikalischen und biochemischen Bereich sucht, geht der Maharishi Ayur-Veda bei der Feststellung der Ursachen direkt auf die grundlegendste Bewusstseinsebene. Denn die Unfähigkeit, das eigene Selbst, das ständig im Einklang mit allen Naturgesetzen ist, wahrzunehmen und im Leben auszudrücken, schafft ein ständiges Ungleichgewicht in Geist und Körper, das letztlich in Krankheiten, Leiden und im Alterungsprozess endet.

▪ 40 Ansätze für vollkommene Gesundheit

Das Spektrum vedischer Therapien beinhaltet alle 40 Aspekte der vedischen Literatur, um die Gesundheit von Mensch und Umwelt zu erhalten oder diese wiederherzustellen. Gemeinsame Grundlage der ganz unterschiedlichen Therapiearten, von denen im Folgenden einige kurz vorgestellt werden, ist immer, den Selbstrückbezug und damit das Wohlbefinden zu erhalten. Die Balance der geistig-seelischen und körperlichen Kräfte, ausgedrückt in der Lehre von den *Doshas*, ist der direkte Ansatz dazu. In diesem Sinne wirken alle Behandlungen harmonisierend und fördern die Eigenheilkräfte von Mensch und Natur.

Das folgende Zehn-Punkte-Programm beinhaltet eine Auswahl der wirkungsvollsten Therapien für Rheuma:

1. Einfache, aber grundlegende Ernährungsempfehlungen
2. Yoga – sanfte Körperübungen
3. Rasayanas – Stärkungsmittel aus der Natur
4. Pancha Karma – ayurvedische Reinigungs- und Regenerationstherapie
5. Transzendentale Meditation
6. Jyotish – vedische Astrologie
7. Yagyas – vedische Rezitationsverfahren für positiven Einfluss
8. Sthapatya-Veda – vedische Architektur und Baubiologie
9. Biologische Rhythmen und ihre Nutzung für die Gesundheit
10. Verschiedene Massageanwendungen für zu Hause

▪ Einfache grundlegende Ernährungsempfehlungen

Richtiges und gesundes Essen erfüllt ein Grundbedürfnis des Menschen. Mit Nahrung führen wir uns nicht nur die erforderlichen Bausteine des Lebens zu, sondern nähren damit auch unser Herz und unseren Geist. Essen ist daher aus ayurvedischer Sicht nicht so sehr eine Sache des Verstandes, sondern vielmehr des Herzens. Nur was gut schmeckt, alle Sinne befriedigt und das Herz erfreut, ist wirklich gesund.

Natürlich sollten unsere Nahrungsmittel auf gesundem Grund in natürlicher Umgebung gewachsen sein und alle Ansprüche erfüllen, die wir an ein hochwertiges Lebensmittel stellen. Wichtig ist darüber hinaus aber, dass wir im Einklang mit unserer eigenen Natur und den aktuellen Bedürfnissen essen. Die Doshas geben uns dafür die richtigen Hinweise und die Rasas, die sechs Geschmacksrichtungen, drücken sie durch unser Verlangen nach ganz bestimmten Speisen aus. Essen ist daher eine der wichtigsten Möglichkeiten, die Balance in Körper, Geist und Seele zu erhalten oder wiederzugewinnen, vermittelt durch das Harmoniebestreben der Doshas.

Die Geschmacksqualitäten der Rasas bereiten die jeweiligen Verdauungsorgane auf ihre Aufgaben vor.

- **Süß:** anregend für die Bauchspeicheldrüse.
- **Sauer:** anregend und kräftigend für die Magendrüsen, stimuliert am stärksten die Speichelbildung.
- **Salzig:** appetitanregend, beeinflusst den Wasserhaushalt.
- **Scharf:** anregend auf den Stoffwechsel, wärmeerzeugend und reinigend.
- **Bitter:** reinigend, stimuliert Leber und Galle.
- **Herb:** zusammenziehend, wirkt schleimhautberuhigend.

Das natürliche Verlangen schulen

Vertrauen Sie zunächst vor allem Ihrem natürlichen Verlangen und Ihren inneren Bedürfnissen. Lernen Sie aber ungesunde Gewohnheiten von natürlichen Wünschen zu unterscheiden. Anfangs mag das gar nicht so einfach sein. Wenn Sie jedoch allgemein gesünder leben und sich mit den ayurvedischen Konzepten intensiver auseinander setzen, werden Sie zunehmend wahrnehmungsfähiger und lernen, wieder auf die innere Stimme auch und vor allem in Sachen Ernährung zu hören.

Individuelle ayurvedische Ernährungsberatung

Es gibt im Maharishi Ayur-Veda für die verschiedenen Krankheiten genaue und individuelle ayurvedische Ernährungsempfehlungen, die sich nach den aktuell gestörten Doshas, der Konstitution, der Verdauungskraft, Tages- und Jahreszeit sowie vielen weiteren Einflüssen richten. Lassen Sie sich von einem im Maharishi Ayur-Veda ausgebildeten Arzt individuell beraten. Die Selbsteinschätzung anhand von Fragebögen, die das gestörte Dosha und Ihren Typ bestimmen, ist spannend und hilft, sich selbst viel besser zu verstehen, nützt aber erfahrungsgemäß nur wenig oder verwirrt sogar, wenn es um die richtige Ernährungsform vor dem Hintergrund dieser Auswertung geht. Dagegen werden Sie sich mit einer ärztlich empfohlenen Diät wohl fühlen, die auf die bei Ihnen aus dem Gleichgewicht geratenen Doshas abgestimmt ist.

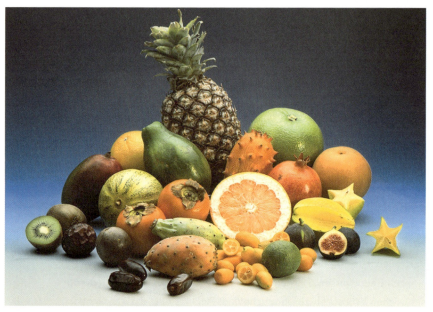

4: Die köstliche Küche des Maharishi Ayur-Veda ist in jeder Hinsicht vollwertig. Sie enthält nicht nur Eiweiße, Fette und Kohlenhydrate in einem ausgewogenen Verhältnis, sondern auch alle Vitamine, Mineralien und Spurenelemente.

Die köstliche Küche des Ayurveda

Die ayurvedische Ernährung ist, wenn wir sie richtig nach allen Regeln der ayurvedischen Kochkunst zubereiten, ein Gaumenschmaus. Sie wird schmackhaft gewürzt, enthält alle Bausteine des Lebens, macht fit und leistungsfähig ohne zu belasten und ist leicht zubereitet. Wenn Sie sich näher mit der ayurvedischen Kochkunst und Ernährungslehre befassen wollen, finden Sie Adressen für ein Ernährungsseminar in einem der Maharishi-Ayur-Veda-Gesundheitszentren und empfehlenswerte Bücher zu diesem Thema ab Seite 159.

Entschlacken und Ama abbauen

Es gibt zwei einfache Anleitungen, um Ama, einen der wichtigen Mitverursacher rheumatischer Krankheiten, aus dem Körper zu bekommen und sich wieder schwungvoll und sprichwörtlich entlastet zu fühlen. Wenn Sie an einer schwereren rheumatischen Krankheit leiden, sollten Sie allerdings mit Ihrem Arzt Rücksprache halten.

Um Ama in den wichtigsten Körpergeweben abzubauen, genügt oft schon eine Entschlackungskur von acht bis zehn Tagen. Vermeiden Sie während der Kur Gebratenes, Frittiertes, Fettes, Saures, reine Rohkost, rohes Getreidemüsli, Fisch, Schweine- und Rindfleisch, Käse, Quark, Joghurt und andere Sauermilchprodukte sowie Süßigkeiten in jeder Form. Bevorzugen Sie stattdessen weißen Reis, Blattgemüse, Karotten, Rote Bete, Mungbohnen, leichte und abgelagerte Brotsorten, frische Salate in kleinen Mengen sowie Gemüse- und Getreidesuppen. Halten Sie sich während der Kur viel im Freien auf und gehen Sie früh zu Bett.

> Der Maharishi Ayur-Veda empfiehlt vegetarische Kost. Um sich entsprechend den Doshas zu ernähren, müssen Sie aber kein Vegetarier sein. Versuchen Sie, Ihre Ernährung allmählich umzustellen, indem Sie Ihren Fleischkonsum nach und nach reduzieren.

Ihr Speiseplan für zehn Tage

- *Morgens:* ein Glas zimmerwarmes Wasser mit dem Saft von einer halben Zitrone und ein bis zwei Teelöffeln Bienenhonig mischen und trinken.
- *Frühstück:* entfällt; bei starkem Hunger eine halbe Stunde nach dem Wasser frisch gepresste Fruchtsäfte trinken.
- *Mittagessen:* eine leichte, warme Mahlzeit in ruhiger Atmosphäre. Achten Sie dabei auf Ihren natürlichen Sättigungspunkt. Bleiben Sie nach dem Essen noch 10 bis 15 Minuten sitzen.
- *Abendessen:* entfällt; bei starkem Hunger frisch gepresste Fruchtsäfte oder auch Getreide-, Reis- und Gemüsesuppen, die Sie möglichst vor sechs Uhr zu sich nehmen.
- *Zwischenmahlzeiten:* sollten entfallen, ansonsten frische Obstsäfte trinken. Zur Förderung des Stoffwechsels und zum Ausspülen von

Ama wird heißes Wasser verwendet, mit der wichtigste Teil der Kur. Die Menge richtet sich nach dem Durst. Trinken Sie jede halbe Stunde eine kleine Menge, etwa zwei bis drei Schlucke bis zu einer halben Tasse.

Nach zehn Tagen können Sie Ihre Kost wieder langsam aufbauen. Trinken Sie weiterhin stündlich oder zweistündlich heißes Wasser.

Fastenkur

Bei schweren, durch Schlackenstoffe und Körpergifte stark belasteten Ama-Zuständen, aber auch einleitend zur Behandlung chronischer Krankheiten empfehlen sich einige Fastentage mit Reisschleim. Bei der Reisschleimdiät gibt es drei Tage lang morgens, mittags und abends eine Reissuppe und viel heißes Wasser (siehe Seite 54).

Bewegen Sie sich viel an der frischen Luft und schlafen Sie ausreichend. Am vierten Tag morgens einen Esslöffel Rizinusöl in einer halben Tasse Wasser mit dem Saft von einer halben Zitrone, einer Prise Salz und einem viertel Teelöffel Ingwerpulver verrühren und anschließend zum Abführen trinken.

Als erstes Gericht nach dem Abführen sollten Sie eine Reissuppe zu sich nehmen. Danach gehen Sie langsam auf leichte, warme und vegetarische Speisen über.

> **REISSUPPE (FÜR EINE PERSON)**
> Zwei Esslöffel Basmatireis und gelbe, geschälte Mungbohnen in einem halben Liter Wasser eine Stunde lang leicht köcheln lassen. Mit etwas Salz, Kreuzkümmel, Ingwer oder Gelbwürzpulver würzen. Die Wassermenge kann auch variiert werden. Sollten Sie Reis nicht vertragen oder ihn nicht mögen, so können Sie auch auf eine leichte Gemüse- oder Gerstensuppe ausweichen.

■ **Yoga – sanfte Körperübungen**

Yogaübungen richtig durchgeführt helfen die Balance im Organismus herzustellen und Stress abzubauen. Durch die sanften Bewegungen und bewussten Stellungen werden Organe und Hormondrüsen stärker durchblutet, Nervenzentren harmonisiert und körperliche sowie seelische Verspannungen aufgelöst. Nicht alle Yogakurse, die heute angeboten werden, sind empfehlenswert. Vielfach werden die subtilen Gesetzmäßigkeiten, die den Wert der einzelnen Übungen ausmachen, grob missachtet oder oft gar nicht erkannt.

Einfache Yogaübungen finden Sie in dem Buch „Ayurveda für jeden Tag" (siehe Seite 161). Dieses leicht zu erlernende Übungsprogramm nimmt nur 10 bis 15 Minuten täglich in Anspruch und ist vor allem an unsere westliche Lebensweise angepasst. Informationen zu intensiven Lehrgängen unter fachkundiger Anleitung erhalten Sie bei den auf Seite 159 ff. angegebenen Adressen.

Rasayanas – Stärkungsmittel aus der Natur

Rasayanas sind pflanzliche oder mineralische Nahrungsergänzungen, die seit Jahrtausenden zur Gesunderhaltung und zur Aufrechterhaltung jugendlicher Frische im Ayurveda eingesetzt werden. Über dieses Gebiet existieren in dieser Heilkunde umfangreiche Erkenntnisse. Einige der Rasayanas stärken das Gedächtnis, die Verdauungskraft oder verbessern die allgemeine körperliche und geistige Leistungsfähigkeit.

Am bekanntesten ist inzwischen das *Amrit Kalash*, ein in den letzten Jahren intensiv wissenschaftlich untersuchtes Rasayana mit immunstärkender, seelisch ausgleichender, allergieheilender und allgemein vitalisierender Wirkung. Aufsehen hat es besonders deshalb erregt, weil es *freie Radikale* zu neutralisieren vermag – und zwar weitaus effektiver als alle bisher in der Medizin bekannten und getesteten natürlichen oder synthetischen Substanzen. Freie Radikale haben eine zentrale Bedeutung bei der Entstehung fast aller schweren akuten und chronischen Krankheiten, vor allem auch bei Rheuma (siehe Seite 66).

Pancha Karma – Verjüngung und Regeneration

Eine Verjüngungskur ohnegleichen, für eine Vielzahl von Krankheiten heilungsunterstützend und vor allem gegen rheumatische Krankheiten unterschiedlichster Art wirksam ist Pancha Karma, die wohl im Westen inzwischen bekannteste ayurvedische Heilanwendung. Die „fünffache Therapie", so ist die Übersetzung von Pancha Karma, umfasst verschiedene, individuell vom Arzt verordnete und sinnvoll aufeinander abgestimmte Kuranwendungen, die von geschultem Personal nach den klassischen Richtlinien des Ayurveda durchgeführt werden. Dazu gehören eine spezielle

Ernährung, Ausleiteverfahren, verschiedene Massagetechniken und -anwendungen sowie Kräuterdampfbäder und andere Wärmeanwendungen. Alle Anwendungen sind äußerst wohltuend und wirken auf allen Ebenen: Sie reinigen und heilen den Körper, gleichen psychisch aus und führen uns zu uns selbst zurück. Einzelne Behandlungen leiten tief greifende seelische Heilprozesse ein.

Besonders wohltuend sind die ayurvedischen Ganzkörper-Ölmassagen, die meist mit Heilkräuterdampfbädern oder verschiedenen Ölgüssen kombiniert werden. Die Besonderheit ayurvedischer Massagen liegt unter anderem darin, dass sie von zwei Therapeuten simultan und synchron durchgeführt werden. Eine Kur, ambulant oder stationär, dauert zwischen ein und drei Wochen.

Eine hochwirksame ärztliche Therapie

Die tief greifenden Heilwirkungen des Pancha Karma entfalten sich allerdings nur dann, wenn sie fachmännisch vorbereitet und in sinnvoller Kombination angewendet werden. Leider versuchen sich mit zunehmender Popularität des Ayurveda immer mehr Therapeuten mit ungenügender bzw. fehlender Ausbildung oder medizinische Laien in der Anwendung einzelner oder kombinierter Anwendungen dieses Heilverfahrens, das jedoch seit alters her eine hochwirksame ärztliche Therapie darstellte. Leider kam es auch dazu, dass in Indien und in Sri Lanka, wo es ebenfalls eine lange ayurvedische Tradition gibt, teils sehr unterschiedliche Pancha-Karma-Praktiken entstanden sind.

Einzelne Behandlungen, obwohl sie scheinbar nur auf den Körper wirken, leiten tief greifende seelische Heilprozesse ein.

Führende Spezialisten haben daher mehr als fünf Jahre daran gearbeitet, Pancha Karma wieder zu einer hocheffektiven Therapie zu entwickeln, die dem ursprünglich hohen Anspruch des Ayurveda gerecht wird. Diese ausgereiften Verfahren werden in Maharishi-Ayur-Veda-Kliniken und -Gesundheitszentren angewendet und von indischen Ärzten entsprechend den Erfahrungen an westlichen Patienten auch ständig weiterentwickelt und verfeinert.

Heilung bei chronischen Krankheiten

Pancha Karma gibt es im deutschsprachigen Raum nun seit mehr als zehn Jahren und es wurden schätzungsweise über 20 000 Patienten mit unterschiedlichsten Krankheiten behandelt. Nach bisheriger ärztlicher Erfahrung entfaltet sich die tief greifende Heilwirkung der Anwendungen besonders bei chronischen, sonst in der Medizin nur schwer therapierbaren Krankheiten. Auffallende Erfolge lassen sich bei entzündlichen und degenerativen rheumatischen Krankheiten erzielen: vor allem bei Wirbelsäulenleiden, chronischer Polyarthritis, Morbus Bechterew und Morbus Reiter oder stoffwechselbedingten Rheumaarten.

Eine besonders wirkungsvolle Variante der Pancha-Karma-Therapie, das Veda-Intensiv-Programm, ist in besonderer Weise für Patienten mit hartnäckigen Leiden geeignet. Die Therapie wird von ausgesuchten und speziell ausgebildeten, traditionellen Ayurveda-Ärzten, so genannten Vaidyas, verordnet und überwacht (Auskünfte, siehe Adressen Seite 159 ff.). Die Therapieergebnisse zeigen eine besonders hohe Heilungs- oder Besserungsquote bei Rheumapatienten.

> Transzendentale Meditation ist eine einfache und natürliche Methode, um tiefe Ruhe und Entspannung zu erfahren. Sie wird zweimal täglich für 15 bis 20 Minuten ausgeübt.

■ Transzendentale Meditation

Transzendentale Meditation (TM) ist der heutige Name für eine uralte vedische Technik, die vor etwa 40 Jahren von Maharishi Mahesh Yogi weltweit wieder eingeführt wurde. Er hat sie in eine für den modernen Menschen bequem anwendbare Form gebracht, sich dabei aber streng an die Prinzipien der vedischen Tradition gehalten. Dadurch ist diese Meditationstechnik Millionen von Menschen in fast allen Ländern der Erde zugänglich geworden. Bis vor dieser Zeit war sie dagegen selbst in Indien fast in Vergessenheit geraten.

TM kommt aus der gleichen vedischen Tradition, die den klassischen Ayurveda überliefert hat. Sie ist inzwischen die weltweit am besten wissenschaftlich untersuchte Entspannungs- und

> Die vedischen Weisen benutzten bestimmte meditative Techniken, um die grenzenlosen Möglichkeiten menschlichen Bewusstseins auszuloten. Die Methoden der Versenkung waren ein sorgsam gehütetes Geheimnis, das nur im engen und vertrauten Kreis vom Meister an den Schüler weitergegeben wurde. Sie ermöglichten ihnen die Erfahrung reiner Bewusstheit und innerer Einheit, die Quelle ihrer umfassenden Erkenntnisse, aus der die verschiedenen vedischen Wissenszweige, auch der Ayurveda, hervorgingen.

Meditationstechnik und in vergleichenden Studien der Meditationsforschung erwies sie sich als die effektivste Methode. In Medizin und Psychologie hat sie als leicht erlernbare, wertneutrale Entspannungs- und Meditationstechnik weit reichende Anwendungsmöglichkeiten gefunden. Gut belegte Studien demonstrieren überzeugende Kurzzeit- und Langzeitwirkungen gegen psychische und körperliche Krankheiten. Auch als Entspannungstherapie zur Unterstützung bei Rheumakrankheiten unterschiedlichster Art erweist sie sich als eine wertvolle und einfach auszuübende Methode.

Wie funktioniert die Methode der Transzendentalen Meditation?

Wie ist es möglich, spontan und mühelos tief in sich einzutauchen? Die TM bedient sich hier einer natürlichen Tendenz des Geistes nach mehr Wohlbefinden, Glück und Befriedigung zu streben. Verschiedene Meditations- und Entspannungstechniken versuchen den Geist durch Festhalten und Konzentration, durch suggestive Formeln oder beruhigende Vorstellungsinhalte zur Ruhe zu bringen. Es ist aber schwierig, die Ebene konkreter Gedankeninhalte zu verlassen und zum Ursprung des Denkens – zu reiner Stille – zu gelangen. Bei der TM wird ein Klangwort verwendet, ein Mantra, das keine inhaltliche Bedeutung hat und dadurch den Geist nicht auf der bewussten Denkebene festhält. Bei richtiger Anwendung kann der Meditierende mit Hilfe des Klanges feinere Stadien des Denkens bis zum Ursprung der Gedanken verfolgen. Diese Erfahrung von tiefer Ruhe im Geist geht einher mit tiefer körperlicher Ruhe und Regeneration.

> Transzendentale Meditation ist im Alltag leicht anzuwenden, auch wenn er noch so hektisch abläuft: Die zweimal 20 Minuten, die man bequem sitzend mit geschlossenen Augen genießt, sind von Anfang an so erholsam, dass man nicht mehr darauf verzichten möchte. Durch wachsende Klarheit und Organisationskraft kann man den Tagesablauf straffen, um genügend Zeit für TM zu finden.

Wie kann man Transzendentale Meditation erlernen?

TM kann nicht aus Büchern erlernt werden. Genauso, wie die Feinheiten eines Musikinstruments oder menschlicher Gesangsstimmen nur durch einen erfahrenen Lehrer vermittelt werden können, kann auch die TM nur unter persönlicher Anleitung von einem dazu autorisierten Lehrer erlernt werden. Es geht darum, den direkten Zugang zu den feinsten Nuancen unserer Persönlichkeit, unserem eigenen Selbst, zu öffnen und permanent zugänglich zu halten. Im Gegensatz zu vielen anderen Meditationsmethoden ist TM unabhängig von religiösen und weltanschaulichen Überzeugungen.

Der TM-Unterricht ist weltweit einheitlich standardisiert und wird von TM-Lehrinstituten flächendeckend angeboten (siehe Adressen Seite 160).

■ Jyotish – in Einheit verbunden

Ein wichtiger therapeutischer Ansatz ist die vedische Astrologie, die auf ganz grundlegenden Gesetzmäßigkeiten des Lebens beruht. Denn in der stillsten Ebene unseres Bewusstseins berühren wir die kosmische Seinsebene und reichen damit über die Grenzen unseres Körpers hinaus. Ob uns diese Verbundenheit mit Umwelt, Natur und Kosmos bewusst ist oder nicht – sie ist eine Realität des Lebens, mit der wir in jedem Augenblick unseres Seins und Handelns konfrontiert sind. Wenn man nicht an den Zufall glauben mag, dann sind alle Ereignisse und Begegnungen unseres täglichen Lebens nur die Spiegelungen von uns selbst. Hier setzt die Wissenschaft von Jyotish an, der vedischen Astrologie, die mit mathematischer Genauigkeit diese Gesetzmäßigkeiten erfasst und durch die wir kosmische Zusammenhänge berechnen und vorhersehen können. Sie ist eine Qualität in unserem eigenen Bewusstsein.

> Die Wahl der richtigen Yagyas erfolgt auf der Grundlage der Berechnungen von Jyotish, so dass die Yagyas auch zur Korrektur von Ungleichgewichten eingesetzt werden können, die noch nicht eingetreten sind.

Eine gute Jyotishberatung durch einen Experten gibt wertvolle Informationen in allen Lebensbereichen: für Gesundheit, Familie und Beruf. Der Jyotishi kann auch individuelle Empfehlungen zum Tragen von Edelsteinen geben oder ein geeignetes Yagya zum Schutz oder zur Unterstützung in schwierigen Lebenslagen auswählen. Im Gegensatz zur westlichen Astrologie gibt es hier also Möglichkeiten, durch geeignete Maßnahmen „vorzubeugen". Ein bekannter vedischer Vers dazu lautet: *„Heyam duhkham anagatam* – vermeide die Gefahr, noch bevor sie kommt."

■ Yagyas – vedische Verfahren zur Unterstützung des Gleichgewichts

Yagyas sind uralte vedische Verfahren, um das Gleichgewicht und die Unterstützung für Gesundheit und bestimmte Lebenssituationen zu fördern. Sie werden von besonders ausgebildeten Experten des vedischen Wissens, den Pandits, vorgetragen. Ihre Wirkung basiert auf den sehr subtilen Klangeigenschaften der Sanskrittexte. Diese sind nach Maharishi Mahesh Yogi grundlegende Intelligenzmuster oder Gesetzmäßigkeiten der Natur. Ihre kosmischen Eigenschaften sind sozusagen die DNS des Universums – vergleichbar dem genetischen Material der Zelle, das als stille Intelligenz unzählige Vorgänge und das gesamte Zellwachstum steuert. Quantenphysiker haben das Bild vom „kosmischen Code" gewählt, um diese Grundeigenschaft der Naturgesetze zu umschreiben. Die verschiedenen Veden in ihrer Klangstruktur sind dieser kosmische Code.

Entscheidend für die Wirkung der Yagyas auf den Einzelnen und die Umgebung sind die korrekte und genau vorgeschriebene Ausführung und Rezitation der vedischen Texte. Die Pandits haben dieses Wissen über Jahrtausende in ihren Familientraditionen bewahrt. Durch diese sehr subtile Kunst werden grundlegende Naturgesetze belebt, die in den entsprechenden Texten angelegt sind. Dadurch wird ein harmonisierender Einfluss erzeugt, der sich auf die gesamte Umgebung auswirkt. Solche Rezitationen der Veden können für einen einzelnen Menschen, für Gruppen und Gemeinschaften, Nationen und sogar für die ganze Welt ausgeführt werden.

■ Sthapatya-Veda – vedische Architektur und Baubiologie

Von großer Bedeutung für unsere Gesundheit und für unseren Erfolg im Leben ist die Umgebung, in der wir uns aufhalten, in der wir arbeiten, essen

> Ein internationaler Konsultationsdienst von Experten des Maharishi Sthapatya-Veda wurde eingerichtet, um Ihnen und Ihren Architekten beratend zur Seite zu stehen. Gerade bei diesen sehr komplexen (und durch den Bau auch kostspieligen) Maßnahmen ist eine seriöse und verantwortungsvolle Beratung von großer Bedeutung.

usw. Wissenschaftliche Untersuchungen haben in den letzten Jahren gezeigt, wie leistungshemmend und gesundheitsgefährdend eine bestimmte Arbeitsumgebung sein kann. Viele Menschen fühlen sich in ihren Schulen, Büros, Arbeitsstätten, Wohnungen etc. äußerst unwohl und gehemmt. Ausdrücke wie „Sick building syndrome" und „Elektrosmog" sowie nachgewiesene Vergiftungserscheinungen durch toxische Werkstoffe im Wohn- und Arbeitsbereich sind der Beweis für dieses Problem.

> Entscheidend für die Wirksamkeit der Maßnahmen im Sthapatya-Veda sind vedische Geometrie, Symmetrie und die Anpassung des Hauses an die geistig-körperliche Veranlagung des Besitzers.

Das folgende Beispiel zeigt, dass trotz großer Fortschritte der Baubiologie das Zusammenwirken von Mensch und (Wohn-)Umwelt noch nicht genügend berücksichtigt wird. Eine junge Familie mit drei Kindern zog in ein neues Haus im Grünen, das mit allen möglichen Mitteln naturgemäß errichtet worden war. Doch kaum war die Familie eingezogen, häuften sich die Krankheitsfälle enorm. Die Kinder waren ständig krank, hatten Fieber und ein Infekt mündete in den nächsten. Der Vater verfiel in Depressionen und Existenzängste, die Mutter war permanent überfordert.

Was war passiert? In unserem Standardwissen gibt es keine Erklärung für den Zusammenhang zwischen der Übersiedlung und den Krankheitsfällen. Eine Analyse nach den Prinzipien des Maharishi Sthapatya-Veda, der vedischen Architektur und Umweltkunde, zeigte jedoch einige gravierende Fehler in der Ausrichtung des Hauses und der Raumeinteilung.

Was ist das Besondere an diesem Wissen? In dieser ältesten Form von Architektur werden die Gebäude in einer Weise gebaut, dass sie den kosmischen Strukturen und Gesetzmäßigkeiten entsprechen. Ausrichtung und Raumeinteilung von Gebäuden werden also so geplant, dass die kosmischen Energien frei fließen können und jeden Bewohner oder Besucher des Hauses unterstützen und fördern.

Bewohner solcher Häuser berichten von einem großen Wohlbefinden und neuen Energien in ihren Unternehmungen. Auch Spannungen unter den Mitbewohnern treten weit weniger häufig auf. Kreativität und Lebensenergien werden gestärkt und nicht, wie das in modernen Gebäuden so oft der Fall ist, völlig untergraben. Einige Ideen aus dem Maharishi Sthapatya-Veda sollen hier kurz erläutert werden.

Kosmischer Bauplan

Teil des Maharishi Sthapatya-Veda ist *Vastu-Vidya*, das Wissen über die allen Dingen des Kosmos innewohnende Intelligenz. Jedes Atom, jede Zelle, jedes Lebewesen, aber auch jeder Stein, jeder Berg, jeder Stern und jede Galaxie beinhaltet Intelligenz. Es ist auch ein kosmisches Prinzip, dass jedes dieser Dinge ein Zentrum dieser Intelligenz besitzt. Bei einer Zelle z. B. ist es sehr einfach und offensichtlich, dass das der Zellkern ist, der selbst ruhig erscheint, aber von dem aus die vielfältigen Aktivitäten der Zelle gesteuert werden. Das Intelligenzzentrum wird im Maharishi Sthapatya-Veda als *Brahmasthanam* bezeichnet. Dies ist ein Ort, der die kosmische Energie bündelt und in seiner Umgebung nutzbar macht. Ein ähnliches Prinzip kennen wir von den ägyptischen Pyramiden, in deren Brennpunkt die Mumien der verstorbenen Herrscher jahrtausendelang „frisch" gehalten wurden. Jedes Haus, jedes Dorf, jede Stadt und jedes Land sollte so ein Brahmasthanam, einen abgeschlossenen, ruhigen, nicht zu betretenden Bereich besitzen, um seinen Bewohnern diese gebündelte Urkraft zu vermitteln.

Ein weiteres wichtiges Prinzip des Sthapatya-Veda ist die Ausrichtung des Hauses nach den Himmelsrichtungen. Dies gilt nicht nur für die Außenwände, sondern auch für die Anordnung der Räume. Diese werden so angeordnet, dass der Verlauf der Sonne während des Tages dem Zweck des jeweiligen Raumes entspricht und die darin stattfindenden Aktivitäten energetisch unterstützt werden. So sollte das Esszimmer nach Süden gerichtet sein, da Appetit und Verdauungsvorgänge mit Agni verbunden sind, das um die Mittagszeit, wenn die Sonne im Süden steht, am stärksten ist – ebenso gibt es eine geeignete Lage für Schlafräume, Arbeitszimmer, Küche etc.

Bei all diesen Maßnahmen legen die Experten des Sthapatya-Veda größten Wert darauf, dass der Eingang des Hauses nach Osten gerichtet ist. Nachdem „gut begonnen halb gewonnen" ist, hängt alles, was im Haus seine Wirkung entfaltet, davon ab, wie es ins Haus gekommen ist. Genauso wie der Tag im Osten beginnt, sollte daher im Haus ebenfalls alles im Osten beginnen, um nicht von vornherein gegen die fundamentalsten Lebensenergien wie den Verlauf der Sonne ankämpfen zu müssen.

Selbstverständlich sollten auch hochwertige biologische Materialien beim Bau eines Hauses verwendet werden, um toxische Einflüsse auszuschalten. Am einfachsten ist es, ein neues Haus nach diesen Prinzipien zu bauen, aber auch Altbauten können teilweise oder ganz nach den Regeln des Sthapatya-Veda umgestaltet werden (siehe Informationen Seite 159 ff.).

■ Biologische Rhythmen und ihre Nutzung für die Gesundheit

Geregelter Tag-Nacht-Rhythmus

Zu spätes Schlafengehen, anstrengende Tätigkeiten vor allem abends, unregelmäßige Essenszeiten und Über- oder Unterforderung, privat wie beruflich, sind die Ursachen für eine Vielzahl an Krankheiten, mit denen es vor allem der Arzt in der freien Praxis zu tun hat. Sie bilden das Gros der Alltagskrankheiten. Nehmen Sie sich daher bewusst mehr Zeit für sich, regeln Sie Ihre privaten und beruflichen Verhältnisse und planen Sie während des Tages zu Hause oder am Arbeitsplatz feste Pausen und Ruhezeiten ein, die Sie auch als solche sinnvoll nutzen. Schon kleine Schritte natürlicher Veränderungen bringen Sie auf die Straße der Gesundheit und schaffen eine neue Ausgangssituation für weitere Verbesserungen. Sprechen Sie darüber auch mit Ihrem Arzt, der Sie darin auf die richtige Weise bestärken und führen kann, mit Ihrem Lebenspartner oder mit einem guten Freund.

Gewöhnen Sie sich (wieder?) an regelmäßige Mahlzeiten!
„Gutes Essen hält Leib und Seele zusammen." Ein weiser Spruch, den wir wieder mehr beherzigen sollten. Nichts stärkt so sehr die Nerven und schützt vor Stress wie ausreichend Schlaf und gutes, gesundes und in Ruhe eingenommenes Essen. Essen Sie Ihre Hauptmahlzeit daher wirklich in Ruhe und mit ausreichend Zeit und Genuss – und vor allem zur Mittagszeit. Um diese Zeit erreicht unser Verdauungsfeuer die Hochphase seiner Leistungsfähigkeit. Essen Sie dagegen abends nur noch ein leichtes Mahl und vermeiden Sie abends tierisches Eiweiß, also Fleisch, Wurst, Käse, Quark, Yoghurt, Fisch und Eier. Bevorzugen Sie abends leicht verdauliche und unter Umständen warme Mahlzeiten, also Suppen, Gemüse, Reis,

Nudeln, Brei, leichtes Brot und im Sommer auch etwas Salat oder Milch, falls Sie diese mögen und vertragen. Milch ist zwar ebenfalls tierisches Eiweiß, belastet aber den späteren Schlaf nicht negativ, während die nicht empfohlenen Nahrungsmittel über Nacht relativ schwer verdaulich sind, die Regeneration der Verdauungsorgane behindern, eventuell zu Fäulnis und Gärungsbildung führen und auf lange Sicht den Organismus belasten. Häufige Anzeichen solcher Fehlverdauung sind morgendlicher Appetitmangel, Trägheit, belegte Zunge, Schweregefühl im Körper und Verschleimung.

Heißes Wasser ist eines der wirksamsten Mittel gegen Vata-Störungen. Es beruhigt, nimmt den Heißhunger auf Süßigkeiten und Zwischenmahlzeiten und hilft mit, den Stuhlgang zu regulieren, der bei Vata-Störungen oft erschwert ist.

Trinken Sie heißes Wasser!

Um die Verdauungsvorgänge zu unterstützen und vorhandene Stoffwechselgifte auszuscheiden, hat sich das Trinken von stillem Mineralwasser oder gutem Leitungswasser, das zuvor gekocht wurde, außerordentlich bewährt. Durch zehnminütiges Kochen wird das Wasser geschmacklich verbessert, kann leichter in die Körperzellen eindringen und beruhigt Vata.

So wird's gemacht:

Reines Wasser (kein chloriertes Leitungswasser) ohne Kohlensäure oder mineralstoffarmes Mineralwasser 10 bis 15 Minuten vor Gebrauch kochen, etwas stehen lassen, damit sich die Schwebeteile als Bodensatz absetzen. Das Wasser dann in eine Thermoskanne abfüllen und schluckweise über den Tag verteilt trinken. Ein halber Liter ist ausreichend.

Wenn Sie darüber hinaus Durst haben, dürfen Sie auch andere Getränke zusätzlich zu sich nehmen. Vermeiden Sie aber Kaffee und andere koffeinhaltige Getränke. Sie fördern Vata und vermehren Rheumabeschwerden.

> Trinken Sie zu den Mahlzeiten und während des Tages heiße Getränke, das heißt Wasser oder Kräutertees, zum Beispiel nervenstärkenden und beruhigenden Vata-Tee, oder statt Bohnenkaffee ayurvedischen Kaffee, der nicht nur sehr gut schmeckt und sogar von eingefleischten Kaffeetrinkern alternativ zum „Schwarzen" getrunken wird, sondern auch auf natürliche Weise belebt ohne aufzuregen.

Sorgen Sie für seelische Zufriedenheit!
Beginnen Sie in sich aufzuräumen! Gehen Sie auch hier wieder in kleinen Schritten vor. Kleine Veränderungen führen auf lange Sicht zum sicheren Erfolg. Klären Sie Missverständnisse in der Beziehung zu Ihrem Lebensgefährten oder zu Ihren Kindern, Freunden und Bekannten. Kommen Sie mit sich ins Reine! Manchmal scheint es so, als wären wir in einer unlösbaren Situation gefangen. Seien Sie sich besonders dann bewusst, dass jedes Problem seine Lösung beinhaltet und dass Aufmerksamkeit, die stille, unschuldige und unvoreingenommene Betrachtung einer Situation selbst schon die Situation verändert. Widmen Sie sich ruhevoll einer schwierigen Sache, holen Sie sich Rat, lassen Sie sich von der Weisheit Ihres innersten Gefühls leiten und haben Sie Geduld. Oder entscheiden Sie sich nach reiflicher Überlegung für den vielleicht schon längst anstehenden Schritt.

Verschiedene Massageanwendungen für zu Hause

Abhyanga-Ölmassage
Die Ganzkörpermassage mit pflanzlichen Ölen ist eine wichtige Anwendung des Maharishi Ayur-Veda und wird als Bestandteil der morgendlichen Anwendungen sowie als universelle Hilfe bei vielen Erkrankungen und Befindlichkeitsstörungen empfohlen. Regelmäßige Ölmassagen regen den Kreislauf an, beruhigen das Nervensystem und kräftigen die Muskulatur. Sie stärken die Verdauungskraft und schaffen so ein anhaltendes geistiges und körperliches Wohlbefinden. Zudem werden die inneren Organe über

---

GEREIFTES SESAMÖL
Für ayurvedische Massagen benötigt man „gereiftes" Sesamöl. Dazu wird das Öl auf maximal 110 °C erhitzt, wodurch es dünnflüssiger wird und später leichter in die Haut einzieht. Erwärmen Sie das Öl auf kleiner Flamme und achten Sie darauf, dass es nicht zu heiß wird. Am besten verwenden Sie ein Küchenthermometer oder geben zu Anfang zwei bis drei Tropfen Wasser hinzu. Bei etwa 100 °C brutzelt und zerplatzt die Wasserphase des Öls mit eindeutigen Knackgeräuschen: Das Öl ist „gereift". Mit Heilkräutern versetzte Öle sind meist ebenfalls auf Sesamölbasis, müssen aber nicht mehr gereift werden.

ihre Reflexzonen in der Haut ausgeglichen und angeregt. Unsere Haut produziert unter anderem Hormone, besonders Wachstums- und Geschlechtshormone. Durch die Ölmassage wird die Hormonproduktion der Haut nachweisbar angeregt.

So wird's gemacht:
- Setzen Sie sich in einem angenehm warmen Zimmer auf einen Hocker oder bei Fußbodenheizung auf ein Handtuch am Boden. Verwenden Sie nur so viel Öl, dass der Kontakt mit der Haut geschmeidig bleibt.
- Massieren Sie mit streichenden und kreisenden Bewegungen. Der Druck Ihrer Hand sollte fest, aber angenehm sein. Körperpartien wie Ober- und Unterarme, Ober- und Unterschenkel sowie den Rücken behandeln Sie mit großen Längsstrichen. Die Gelenke massieren Sie dagegen mit kreisenden Bewegungen. Die langen Arm- und Beinknochen sollten mit jeweils gleich festem Druck auf und ab massiert werden; Brustbein und Bauch sanft, den Bauch im Uhrzeigersinn im Verlauf des Dickdarms. (Frauen sollten während der ersten drei Tage der Menstruation keine Ölmassage anwenden.)
- Massieren Sie fünf bis zehn Minuten je Behandlung. Das Öl zieht nach einigen Minuten in die Haut ein. Nach der Massage sollten Sie zehn Minuten warten und dann ein warmes Bad oder eine warme Dusche nehmen. Das Öl können Sie dabei mit einem Waschlappen oder mit Seife abwaschen. So bleibt über den ganzen Tag ein feiner Schutzfilm auf Ihrer Haut. Sollten durch das Sesamöl Hautreizungen auftreten, verwenden Sie alternativ Oliven-, Kokos- oder süßes Mandelöl. Bei fetter Haut,

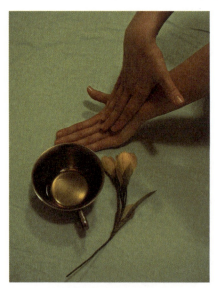

5: Ayurvedische Massagen mit hochwertigen Heilkräuterölen sind wohltuend und wirksam gegen Gelenk- und Rückenbeschwerden.

Übergewicht und trägem Stoffwechsel sollten Sie sich seltener einölen und stattdessen Trocken-Massagen durchführen.

Sanfte Bauchbehandlung

Um *Apana-Vata* zu harmonisieren und zu stärken wirkt die folgende ayurvedische Bauchbehandlung wahre Wunder. Sie entspannt den gesamten Unterleib, beseitigt oder lindert übermäßige Menstruationsschmerzen, hilft bei Kreuzschmerzen und führt zu einer tiefen seelischen Entspannung und Ruhe. Bei richtiger Anwendung fühlen Sie sich anschließend ruhig und ausgeglichen, haben warme Füße und empfinden ein wohliges Gefühl im gesamten Bauchraum. Falls Sie diese Methode abends anwenden, finden Sie zu einem ruhigen und wohlig erholsamen Schlaf. Sie können die Massage täglich durchführen. Während der Menstruation sollten Sie nach Ihrem Empfinden gehen. Die Behandlung erleichtert die Menstruation. Bei zu starken Blutungen könnte Sie aber bei zu langer und intensiver Anwendung die Blutungen noch verstärken. Gehen Sie also individuell und immer behutsam vor.

Das Bauch-Abhyanga ist Bestandteil der Ganzkörpermassage, kann jedoch für bestimmte Zwecke auch isoliert angewendet werden, um Apana-Vata zu stärken und zugleich Agni, die Verdauungskraft, zu harmonisieren.

Diese behutsame Bauchmassage setzt an einer Schlüsselstelle der Doshas an, bei Apana-Vata (siehe Seite 30).

So wird's gemacht:
- Bereiten Sie eine kleine Schüssel gereiftes, erwärmtes Sesamöl (siehe Seite 55), eine Schüssel heißes Wasser und zwei Handtücher vor.
- Legen Sie sich entspannt auf den Rücken, am besten auf ein großes Badetuch oder eine Decke. Die genannten Utensilien sollten Sie in greifbarer Nähe haben.
- Geben Sie ein wenig Öl auf Ihren Bauch, so dass die Hand leicht über die Haut gleitet.
- Massieren Sie mit sanften und langsamen Kreisbewegungen im Uhrzeigersinn Ihren Bauch. Der Nabel ist dabei der Mittelpunkt. Legen Sie Ihre Hand weich und nur mit leichtem Druck des Eigengewichts auf und massieren Sie etwa fünf Minuten lang. Bei Hüftschmerzen

können Sie die kreisenden Bewegungen auch auf die Leisten und das seitliche Becken ausdehnen.
- Anschließend legen Sie ein feuchtheißes Tuch auf. Dies können Sie gegebenenfalls wiederholen. Danach trocknen Sie sich ab und ruhen etwas aus.

Massage von Gelenken

Für einfache Selbstbehandlungen zu Hause benötigen Sie keinen Kurs in ayurvedischer Medizin. Gehen Sie gefühlvoll vor und legen Sie bei den Anwendungen Ihr Hauptaugenmerk auf vermehrtes Wohlbefinden. Verwenden Sie für die Massage gereiftes Sesamöl (Seite 55), Vata-, Pitta- oder Kapha-Massageöl oder noch besser eines der ayurvedischen Gelenk- und Rheumaöle (MA 628 oder MA 299). Das Öl MA 628 ist mehr für Vata-Beschwerden geeignet, MA 299 lindert zusätzlich Pitta-Störungen und kann daher zum Beispiel bei entzündlichen Gelenkbeschwerden verwendet werden.

Die ayurvedischen Heilmassagen beseitigen zwar eine Arthrose nicht, lindern aber die Beschwerden ganz erheblich und erhalten die Gelenke leistungsfähig.

Sie benötigen eine Schale mit etwas angewärmtem Öl (etwa einen Handteller voll), eine Schüssel mit heißem Wasser, ein Handtuch als Unterlage und ein weiteres Tuch für feuchtheiße Umschläge. Wichtig ist eine bequeme Körperhaltung bei der Massage, bei der die entsprechenden Gelenke entlastet werden.

Massage am Knie

Das Kniegelenk entlasten Sie, indem Sie es leicht gebeugt halten. Wenn Sie Ihr Partner oder Freund massiert, was natürlich besonders entspannend ist, dann legen Sie sich am besten hin und unterstützen das Knie durch eine flache Rolle.

Bei der Massage umfassen Sie mit beiden Händen das Gelenk und führen liebevoll, sanft und großflächig um das Gelenk kreisende und streichende Bewegungen aus. Die Anwendung muss wohltuend, ein Genuss sein! Sie sollten schon während der Massage spüren, wie sich das Kniegelenk entspannt, die Heilkräfte einfließen und die Schmerzen nachlassen. Besondere Beachtung sollten Sie den seitlichen Band- und Sehnenansätzen im Bereich des Gelenkspaltes und der Kniescheibe schenken. Nehmen Sie sich für die Kniemassage einige Minuten Zeit. Lassen Sie dann das Öl noch ein paar Minuten einziehen, indem Sie das Gelenk mit einem Handtuch warm abdecken.

Nun folgen die feuchtheißen Umschläge. Tauchen Sie hierfür die Hälfte eines Handtuches in heißes Wasser, wringen Sie es aus und legen Sie diese feuchtwarme Kompresse auf das Knie. Der Umschlag muss von sehr wohltuender und angenehmer Wärme sein. Zu heiße Anwendungen nützen ebenso wenig wie nur lauwarme. Richten Sie sich hier ebenfalls ganz nach ihrem natürlichen Empfinden. Vor dem Abkühlen erneuern Sie die Kompresse, wiederholen diesen Vorgang mehrmals, reiben das Knie abschließend mit der trockenen Seite des Handtuches ab und ruhen noch mindestens 15 Minuten aus. Diese Massage kann auch sehr gut abends vor dem Schlafengehen durchgeführt werden.

Schulter-Nackenmassage

Massieren Sie mit streichenden Bewegungen, über dem Schultergelenk mehr kreisend, am Oberarm, im Nacken und am seitlichen Hals mit Auf- und-ab-Bewegungen. Vermeiden Sie auf jeden Fall zu „kneten" und zu „walken". Die ayurvedische Massage heilt über Bewusstsein und Wohlbefinden. Glück ist Medizin und wohltuende, warme, beruhigende Ölmassagen helfen dem Körper, sich selbst zu heilen. Anschließend legen Sie mehrmals ein feuchtheißes Tuch auf und gönnen der strapazierten Schulter oder dem Nacken noch mindestens eine Viertelstunde Ruhe.

Fußmassage

Verwenden Sie auch hierfür wieder gereiftes Sesamöl, Gelenköl (MA 628) oder Vata-Massageöl. Setzen Sie sich bequem hin, legen Sie ein Handtuch unter und massieren Sie mit sanften und streichenden Bewegungen: kreisend um die Knöchel, kräftig auf und ab reibend am Fußrücken, sanft entlang der Achillessehne, mehr walkend an der Ferse und bewusst erlebend zwischen den Zehen. Abschließend harmonisieren Sie den Energiefluss am ganzen Fuß, indem Sie ihn mit beiden Händen umfassen und großflächig und fließend streichen.

Ayurvedische Heilpflanzen

Das Wissen um die Heilkraft der Pflanzen ist so alt wie der Ayurveda selbst. In den Textsammlungen von *Charaka* und *Sushruta* – Hauptwerke, auf die sich die ayurvedischen Ärzte bis heute stützen – werden zahlreiche Heilkräuter beschrieben: wie und wann sie zu finden und zu ernten sind, welche Verfahren anzuwenden sind, um ihre volle Wirkung zu entfalten, und welchen Einfluss sie auf die Doshas und den Stoffwechsel im Menschen haben.

Im Gegensatz zur westlichen Medizin, die bestrebt ist, einzelne Wirkstoffe aus der Pflanze zu isolieren und therapeutisch einzusetzen, bewahrt die Ayurveda-Medizin bewusst die Gesamteigenschaften der Heilpflanzen. Dahinter steht die Auffassung, dass sich die eigentlichen Wirkstoffe mit weiteren Begleitsubstanzen der Pflanze „intelligent" kombinieren und dass erst dieses gesamte Spektrum an Information für unseren Organismus ausgewogen, schützend und heilend ist.

Im Maharishi Ayur-Veda werden Heilpflanzen nach der alten Tradition des Ayurveda ausgewählt und verarbeitet. Zur Linderung rheumatischer Beschwerden gibt es eine Reihe wirksamer Pflanzen. Entscheidend für ihren wirkungsvollen Einsatz ist eine große Erfahrung sowohl in der ayurvedischen Medizin als auch im Umgang mit rheumatischen Krankheiten. Zudem sollte immer auf ihre ganzheitliche Anwendung geachtet werden. Der ayurvedische Arzt muss dafür die Gesamtsituation seines Patienten kennen. Er beurteilt vor allem die Verdauungs- und Stoffwechselsituation, das Kräftespiel der Doshas und Subdoshas, den Zustand der Körpergewebe (Dhatus) und natürlich das Ausmaß der Erkrankung. Und dies alles vor dem Hintergrund der naturgegebenen Konstitution und Reaktionsbereitschaft des Patienten.

Gewürze und Kräuter

Gewürze und Kräuter gelten im Ayurveda als Katalysatoren und Stimulanzien von *Agni*, dem Verdauungs- und Stoffwechselfeuer, das eine entscheidende Rolle in Bezug auf die Immunität, die Widerstandsfähigkeit und die Gesundheit des Organismus einnimmt: im Stoffwechsel der einzelnen Zelle ebenso wie im Auf- und Abbau von Geweben, in der Funktionsenergie von Organen und schließlich im Energiehaushalt des ganzen Körpers. Die Gewürze und Kräuter werden einzeln oder in Kombination, als Tee oder beim Zubereiten von Speisen verwendet.

Mit Pflanzenkraft gegen rheumatische Beschwerden

Eine Pflanzenkombination (MA 930, siehe Seite 156) wird an dieser Stelle beispielhaft für viele andere genauer vorgestellt. Sie wird traditionell bei entzündlichen rheumatischen Krankheiten eingesetzt und enthält zehn klassische ayurvedische Heilpflanzen, eine Mineralsubstanz – das Shilajit, das aus Schiefergestein gewonnen wird – und die drei Gewürze Ingwer, Knoblauch und Samen des wilden Selleries.

Ingwer (Sanskrit: Shunti)

Ingwer gilt im Ayurveda als wirksames Gewürz zur Kräftigung der Verdauung, zur Verbrennung und Ausleitung von Giftstoffen aus dem Darm und zur Stärkung der Darmflora mit ihren wichtigen immunologischen Funktionen. Frischer Ingwersaft ist zudem ein sehr gesundes Tonikum und Magenstärkungsmittel. Ein Esslöffel Ingwersaft zusammen mit einem Teelöffel Honig, einem Teelöffel Zitrone und einer Prise Steinsalz vor den Mahlzeiten eingenommen ist ein köstlicher, appetitanregender und verdauungsstärkender Aperitif.

Die moderne Forschung bestätigt und ergänzt das Wirkungsspektrum dieses Gewürzes. Demnach verdünnt es auf natürliche Weise das Blut und beugt so der Thrombosebildung vor. Es reduziert ernährungsbedingt erhöhte Cholesterinwerte, senkt hohen Blutdruck und lindert Schmerzen. Als Bestandteil von Kräutermischungen gegen Rheuma unterstützt und ergänzt es die Heilkraft der übrigen Pflanzen.

Knoblauch (Sanskrit: Lashuna)

Die Knoblauchknolle wird in nahezu allen Kulturkreisen wegen ihrer Heilkräfte geschätzt. Im Ayurveda wird sie unter anderem bei Verdauungsbeschwerden, Appetitlosigkeit und Blähungen eingesetzt. Der Wirkbereich des Knoblauchs erstreckt sich bei rheumatischen Beschwerden von Ischiasneuralgien über degenerative (abnutzungsbedingte) Beschwerden des Rückens bis hin zu entzündlichem Rheuma.

Samen des wilden Selleries (Sanskrit: Ajuvan)

Die wilden Selleriesamen sind ein starkes verdauungsstärkendes Mittel. Sie helfen bei einem Vata-Überschuss (bei Rheuma immer beteiligt!) und regen Agni an. Gegen Blähungen und Gärungsprozesse können Sie einen Teelöffel Ajuvansamen, die es in Asienläden zu kaufen gibt, mit heißem Wasser überbrühen, fünf Minuten ziehen lassen und schluckweise als Tee trinken. Oder Sie geben es Speisen als Gewürz, in Ghee herausgeröstet, zu. Ajuvan regt den Stoffwechsel an, entgiftet, belebt, erfrischt und löst Schleimansammlungen. Es reduziert Ama, einen Verursacher verschiedener Rheumakrankheiten.

Der Weihrauch (Sanskrit: Shallaki)

Der Weihrauch, als Duft- und Gewürzkraut bekannt, ist eine klassische Heilpflanze für entzündlich-rheumatische Krankheiten. Verwendet wird das Harz der Pflanze, das unter anderem Boswellinsäure, einen wirksamen Hemmstoff von Entzündungsauslösern im Stoffwechsel, enthält. Es hat sich herausgestellt, dass der Weihrauch die Umwandlung von Arachidonsäure in die Entzündungsverursacher effektiv hemmt, indem er das Enzym Lipoxygenase blockiert. In der Abbildung auf Seite 75 ist zu sehen, an welcher Stelle der Weihrauch den Entzündungsvorgang unterbricht.

Indische Myrrhe und Winterkirsche

Die anderen Pflanzenextrakte von MA 930 unterstützen und ergänzen die Wirkungen vom Weihrauch. So ist der *Balsamodendron mukul (Guggulu)*, die indische Myrrhe, eine schmerzstillende, entzündungshemmende, toxinausleitende und nervenstärkende Heilpflanze.

Die Winterkirsche *(Withania somnifera)* gilt als hochwirksames Nerventonikum, die als Einzelpflanze oder in Kombination mit anderen Heilpflanzen verarbeitet werden kann. Die Winterkirsche beruhigt vor allem Vata, das an allen rheumatischen Krankheiten als wesentlicher Verursacher beteiligt ist. Die *Ashvagandha*, so der Sanskritname der Winterkirsche, vermehrt Ojas (siehe Seite 31), verjüngt, stärkt das Abwehrsystem und ist eine der klassischen Rasayana-Pflanzen (siehe Seite 45) vor allem für Vata-Typen. Sie stärkt die Muskulatur, reinigt das Blut und hemmt darüber hinaus Entzündungen.

Im Ayurveda gilt die Winterkirsche als starke Heilpflanze gegen Rheuma und Schmerzen.

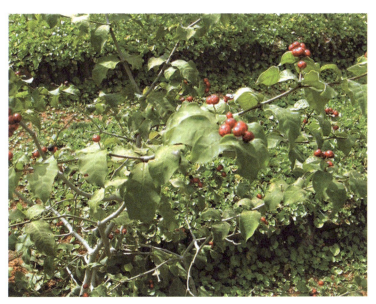

6: Withania somnifera (Sanskrit: Ashvagandha), die Winterkirsche, ist eine wichtige ayurvedische Heilpflanze zur Beruhigung und Stärkung von Vata, das an der Entstehung von rheumatischen Erkrankungen maßgeblich beteiligt ist. Die Winterkirsche ist daher ein wesentlicher Bestandteil ayurvedischer Rheumamittel.

Kapitel 3

Die freien Radikale

Stress und oxidativer Stress – die Welt der freien Radikale

In diesem Buch beschäftigen wir uns an verschiedenen Stellen mit den so genannten freien Radikalen, die im Augenblick das „Weltbild" der modernen Medizin revolutionieren. Man nimmt an, dass über 90 Prozent aller Krankheiten auf ihr Konto gehen. Freie Radikale sind die chemische Grundlage des Alterns, verursachen Krebs, sind an Migräne beteiligt, attackieren unser Immunsystem und lösen Entzündungsvorgänge in den Gelenken von Rheumapatienten aus. Sie gelten heute als Ursache für eine Vielzahl an Krankheitsprozessen in unserem Organismus.

Professor Hari Sharma, Direktor des Forschungsinstituts für Krebsprävention an der Ohio State University, USA, nennt sie die „molekularen Haie", die sich an den Zellwänden und anderen Zellbausteinen festsetzen und in ihrem unstillbaren Hunger Fett- und Eiweißmoleküle und damit die Zellen selbst zerstören. Hari Sharma hat gut ein Jahrzehnt darauf verwendet, die Schutzwirkung ayurvedischer Heilpflanzenmischungen und anderer ayurvedischer Behandlungsstrategien gegen die Armee der freien Radikale zu erforschen. Seine Ergebnisse sind von großer Tragweite, nicht nur für die Gesundheit des Einzelnen, sondern auch für unser gesamtes Gesundheitssystem. Denn Vorbeugestrategien gegen freie Radikale spielen immer noch eine zu geringe und vernachlässigte Rolle.

■ **Sauerstoff – Lebensgrundlage und Übeltäter**

Der winzig kleine Übeltäter, verantwortlich für fast alle Probleme und Krankheiten unseres Körpers, ist – man glaubt es kaum – kein anderer als der Sauerstoff! Wir atmen täglich Trillionen seiner Atome ein und transportieren sie in den roten Blutkörperchen zu den Zellen, die ihn für eine Vielzahl von biochemischen Stoffwechselprozessen verwerten. Die besonderen Eigenschaften des Sauerstoffatoms gehen unter bestimmten Umständen jedoch leider mit unangenehmen Begleiterscheinungen einher. Sauerstoff ist nämlich ein sehr aktiver Geselle. Er versucht mit allem und jedem eine Verbindung einzugehen. Das hat ihm die Natur sozusagen in die Wiege gelegt. Sein aggressives Potenzial entfaltet er in dem Moment, in dem er aus der Atomhülle ein Elektron verliert. Dazu neigt er im Vergleich zu anderen Atomen relativ schnell. In diesem Zustand ist das Sauerstoffatom nun ein „Radikal", das einen unstillbaren und elementaren Hunger nach Elektronen hat, die es sich aus seiner nächsten Umgebung, beispielsweise aus Fettmolekülen holt, mit denen es dabei eine Verbindung eingeht.

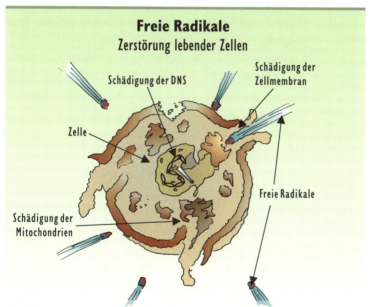

Freie Radikale sind molekulare „Haie", die Moleküle in den Zellmembranen, Mitochondrien (den Kraftwerken der Zelle) und der DNS (der Intelligenz der Zelle) zerstören.

■ Wenn Eisen rostet und Fette ranzig werden

Diesen Vorgang nennt man Oxidation – ein chemischer Prozess, der uns aus dem Alltag wohl bekannt ist. Wenn Eisen rostet oder Fette ranzig werden, sind Sauerstoffradikale die Auslöser dafür und haben chemische Umwandlungsprozesse in Gang gesetzt. Das Gleiche passiert analog bei unzähligen Stoffwechselprozessen in unseren Körperzellen. Dabei ist dieser oxidative Prozess, also die Anlagerung von freien Sauerstoffatomen an molekulare Bausteine unseres Organismus, ein notwendiger und natürlicher Vorgang.

■ Ein natürlicher Stoffwechselprozess und seine Gefahren

Oxidationsprozesse sind für unser Leben unverzichtbar und unentbehrlich. Der Sauerstoff erfüllt hier eine einzigartige Aufgabe. Er ist für die Energieproduktion in den Zellen unabdingbar erforderlich und unser Immunsystem benutzt freie Radikale sogar als Waffen gegen Eindringlinge. Kritisch für einen lebenden Organismus wird es jedoch dort, wo die Bildung freier Radikale überhand nimmt und das innere Gleichgewicht von Auf- und Abbau gestört wird. Der Körper von Pflanzen und Tieren hat hierfür Kontroll- und Schutzmechanismen, die einer überschießenden Radikalbildung Einhalt gebieten. Auch unser Körper hat wirksame Kontroll- und Schutzmechanismen gegen freie Radikale entwickelt. Diese Verteidigungsallianz unseres Körpers besteht im Wesentlichen aus drei Bastionen: erstens aus Enzymen, zweitens aus Vitaminen, Pflanzenfarbstoffen und anderen Stoffen aus der Natur (Vitamine C und E, Bioflavonoide etc.) und drittens aus Selbstreparaturmechanismen. Dadurch entsteht ein natürliches Gleichgewicht zwischen nötigen Stoffwechselprozessen, an denen Sauerstoffradikale sinnvoll beteiligt sind, und eingebauten Schutzmechanismen, die diesen Vorgang unter Kontrolle halten. Dieses Gleichgewicht kann jedoch von zwei Seiten gestört werden: einerseits durch eine Störung oder Schwäche der körpereigenen Kontroll- und Schutzmechanismen, andererseits durch Einflüsse von außen, die ein Übermaß an freien Radikalen erzeugen. Die freien Radikale werden nun unkontrolliert zu einer Gefahr für die Zellen des Körpers.

Der menschliche Organismus besitzt spezielle Kontroll- und Schutzmechanismen, um einer überschießenden Radikalbildung Einhalt zu gebieten.

Die Zelle als Angriffspunkt

Die Abbildung auf Seite 67 zeigt die wichtigsten Angriffspunkte der freien Radikale an der Zelle: die Zellwand, die Mitochondrien, das sind die Energieerzeuger in der Zelle, und schließlich die DNS, der genetische Code der Zelle. Richten die freien Radikale durch Zellwandbeschädigung und einen Angriff auf die Kraftwerke der Zelle schon erheblichen Schaden an, so sind die Zerstörungen an der DNS schließlich fatal. Sie kommen einer unkontrollierten Genmanipulation gleich, mit allen denkbaren Folgen für den Stoffwechsel, das Teilungsverhalten und das Wachstum der Zelle. Hierin wird eine der entscheidenden Ursachen für die Entartung dieser kleinsten biologischen Einheiten zu sich maßlos teilenden Krebszellen gesehen.

Wie kann das System freier Radikale entgleisen?

Die moderne biochemische Forschung hat verschiedene Gründe für die Entstehung freier Radikale aufgedeckt. Als Hauptverursacher von „oxidativem Stress" durch freie Radikale gelten:

- körperlicher und psychischer Stress;
- bestimmte Nahrungsmittel wie Fleisch, Wurst, Käse, chemisch versetzte oder prozessierte Nahrung, Gepökeltes, Schimmelkäse und Verdorbenes;
- Genussmittel wie Alkohol und Zigarettenrauch;
- chemische Stoffe, z. B. in Medikamenten oder Industrieprodukten;
- Umweltgifte wie Herbizide, Pestizide, Abgase und Ozon;
- UV-, radioaktive und Röntgenstrahlung.

Du wirst zu dem, was du wahrnimmst

Sorgen, Ängste, Glück und Freude materialisieren sich, so die moderne medizinische Wissenschaft, unmittelbar in unserem Körper. Unsere Emotionen und Gefühle teilen sich durch Botenstoffe unseres Bewusstseins jeder Körperzelle mit und beeinflussen ebenso unmittelbar ihre Funktionen. Die gigantische Zahl von 100 Billionen Körperzellen unterliegt ständig diesen fluktuierenden Bewusstseinsprozessen. Wir können wach sein und unseren täglichen Verpflichtungen nachgehen, träumen oder schlafen oder in der wachen Stille tiefer Meditation versunken sein. In tiefster Ruhe und

Phasen höchster Aktivität teilen sich diese Erfahrungen und Bewusstseinsprozesse dem Kosmos von Zellen in unserem Körper mit. Wir metabolisieren gewissermaßen Erfahrungen.

■ Stress und die Mechanismen der Radikalfreisetzung

Körperlicher und psychischer Stress erzeugen in unserem Organismus einen anhaltenden Fluss von freien Radikalen. Denn Stress führt zu einer Übererregung unseres Geist-Körper-Systems und aktiviert Alarmhormone, vor allem Adrenalin und Kortison, die den Zellen mitteilen: „Vorsicht, Gefahr!" Diese verhalten sich wie die alarmierten Bewohner einer Stadt, die von einem Feind angegriffen werden. Sie schließen sofort Türen und Fenster, schotten sich ab und horten Brenn- und Nährstoffe zum Überleben und Durchhalten oder als Vorbereitung für einen Abwehrkampf. In unserem Körper wird in diesem Alarmzustand sogar Muskelgewebe abgebaut und als Brennstoff verwendet. Das ist übrigens einer der Gründe, warum sich viele Menschen unter dem Druck von Spannung und Stress abreagieren, indem sie sich Bewegung verschaffen, im Zimmer auf und ab gehen oder intensiv Sport betreiben. Durch diese Überaktivität im ganzen Organismus und durch das Anheizen der Energieöfen in der Zelle, den Mitochondrien, entsteht eine explosive Zunahme freier Radikale.

■ Erholung, Regeneration und Wiederaufbau

Vandalierende Horden von freien Radikalen haben eine Baustelle hinterlassen, für die wir die nötigen Handwerker und Fachkräfte benötigen, um das Gebäude wieder nach dem ursprünglichen Plan aufzubauen. Dazu benötigen wir ausreichend Baumaterial. Das sind die Nährstoffe aus der Nahrung. Wir brauchen aber auch ein leistungsfähiges Energiesystem, sprich ein gesundes Verdauungs- und Assimilationsfeuer, um die Nährstoffe optimal in den Körper aufnehmen zu können. Und schließlich ein gutes Kanalisations- und Transportsystem, um die Nährstoffe an die Baustellen in den Zellen, Geweben und Organen des Körpers zu bringen.

In der Sprache des Ayurveda sind das *Agni* (siehe Seite 30 f.), das biologische Feuer, das die Nahrung umwandelt und verwertet, und die *Srotas* (siehe Seite 31 f.), die den ganzen Körper als komplexes Kanalsystem durchziehen. In diesen werden die Nährstoffe an jede Stelle des Körpers transportiert. Schließlich benötigen wir *Ojas* (siehe Seite 31), die subtile Botensubstanz des Glücks und der Gesundheit, die alles nährt und verbindet und so einen hohen Grad an Ordnung und Ausgewogenheit in unserem Körper aufrechterhält.

■ **Ruhe – eine der wichtigsten Voraussetzungen**

Eine der wichtigsten Voraussetzungen für Regeneration und Kontrolle des Systems der freien Radikale ist Ruhe. Wir haben gesehen, wie unsere Zellen auf Alarm, Stress und Übererregung reagieren. Es sollte daher nicht verwundern, dass tiefe geistige und körperliche Ruhe eine der wichtigsten Grundlagen für Schutz und Regeneration sind.

> **AYURVEDISCHE UNTERSTÜTZUNGS- MASSNAHMEN**
>
> Agni, Ojas und gut funktionierende Srotas stärken und erhalten wir optimal durch die umfassenden Maßnahmen, die wir in der Heilkunde des Maharishi Ayur-Veda anwenden. Die ayurvedischen Ernährungsregeln, pflanzliche Nahrungsergänzungen zur Stärkung der Verdauungskraft, die Rasayanas, die verschiedenen Reinigungstherapien, vor allem Pancha Karma – das gesamte Spektrum der vedischen Disziplinen erhält und stärkt die natürlichen Regenerations- und Schutzeinrichtungen unseres Körpers.

Prof. Sharma hat sich daher auch mit der Frage beschäftigt, inwieweit tiefe Entspannung die freien Radikale beeinflusst. Er untersuchte Ausübende der Transzendentalen Meditation (TM), die sich in über 40 Jahren Forschung in über 500 wissenschaftlichen Studien als die wirksamste geistige Technik gegen Stress und seine körperlichen und seelischen Folgen erwiesen hat. Versuchspersonen gleichen Alters, Geschlechts, vergleichbaren Berufes, Lebensstils und gleicher Ernährung wurden untereinander hinsichtlich ihres Blutspiegels an freien Radikalen verglichen. Das bemerkenswerte Ergebnis war: Bei Langzeitausübenden der TM zeigte sich bedeutend weniger Aktivität freier Radikale als bei den übrigen Personen. Je älter die Versuchspersonen waren, umso deutlicher wurde der Unterschied, da im Alter freie Radikale als Ausdruck vermehrter Alterungsvorgänge zunehmen.

Dazu passt ein weiteres, ebenso bemerkenswertes Testergebnis: Bei TM-Ausübenden erreichte die Selbstreparaturaktivität der DNS, des genetischen Codes der Zelle, nahezu 100 Prozent. Ein außergewöhnliches Ergebnis, das in dieser Form sonst nicht beobachtet wird.

Diese Ergebnisse mögen eine Erklärung dafür liefern, warum TM-Ausübende bei Langzeitbeobachtungen durchschnittlich nur halb so oft von Krankheiten betroffen sind wie andere Menschen – beispielsweise auch von gut- und bösartigen Tumoren (die ja unmittelbar aus Defekten der DNS resultieren), rheumatischen Beschwerden, Herz-Kreislauf-Krankheiten und anderen Gesundheitsproblemen, die zum Arzt oder ins Krankenhaus führen. Die leicht erlernbare vedische Technik der TM erweist sich somit als eine der wirkungsvollsten Methoden gegen (oxidativen) Stress.

Durch Transzendentale Meditation werden Selbstreparaturmechanismen aktiviert und freie Radikale neutralisiert.

■ Amrit Kalash

Rasayanas gelten traditionell als die Verjüngungs- und Reparaturmittel der Ayurveda-Medizin. Ein inzwischen wissenschaftlich intensiv erforschtes und weltweit verbreitetes Pflanzenpräparat dieser eigenen Therapierichtung des Maharishi Ayur-Veda ist das Amrit Kalash, eine ausgewogene Mischung aus Früchten, Heilkräutern und Mineralstoffen. Es steht in drei Zubereitungsarten zur Verfügung: als Fruchtmus, in Tablettenform und als zuckerfreie Tablette für Diabetiker.

Gefäß der Unsterblichkeit

Amrit Kalash heißt übersetzt „Gefäß der Unsterblichkeit". Seine Rezeptur geht auf die Ursprünge des Ayurveda zurück, wo es den Ruf eines außergewöhnlichen Mittels für Jugendlichkeit und Leistungsfähigkeit hatte. Ein Teil dieser Wirkung ging im Laufe der langen Zeit seiner Überlieferung verlo-

> **250 ZUBEREITUNGSSCHRITTE**
> Um Amrit Kalash streng nach klassischen Kriterien herzustellen, sind mehr als 250 Zubereitungsschritte erforderlich. Für ein Kilogramm fertiges Fruchtmus werden 30 Kilogramm Rohstoffe benötigt. Amrit Kalash ist somit eines der am aufwendigsten hergestellten Mittel der ayurvedischen Medizin und äußerst gehaltvoll.

ren, als ein wesentlicher Bestandteil, eine besondere Heilpflanze in den tiefen Wäldern des Himalaja, nicht mehr verfügbar war. Dr. Balraj Maharishi, einer der angesehensten Ayurveda-Experten Indiens und ein großer Kenner der Heilpflanzenwelt seines Landes, hat die Rezeptur vor einigen Jahren glücklicherweise wieder vervollständigt, nachdem er die entscheidende Heilpflanze wieder entdeckt hatte. Heute erweist sich das Amrit Kalash als eine Nahrungsmittelergänzung – so können Rasayanas bezeichnet werden – mit außergewöhnlicher Wirkung auf Körper und Geist.

Amrit Kalash und freie Radikale

Prof. Sharma hat sich zusammen mit Prof. Niva aus Tokio, einem der weltweit führenden Radikalforscher, mehr als ein Jahrzehnt mit dem Amrit Kalash sowie anderen Rasayanas und ayurvedischen Heilansätzen befasst und dabei sehr ungewöhnliche Wirkungen festgestellt. Eine der bemerkenswertesten Eigenschaften des Amrit Kalash ist es, in fast unglaublicher Weise freie Radikale zu neutralisieren und den Körper vor deren schädlichen Aktionen zu schützen.

Tausendfach wirksamer

Mehr als 500 verschiedene Vitamine, Enzyme, chemische und natürliche Substanzen sind inzwischen in diesem Zusammenhang getestet worden. Gegenüber den Vitaminen C und E, die heute in der Praxis von Ärzten und in Kliniken als wirksame Radikalfänger gegen eine ganze Reihe von Krankheiten eingesetzt werden, ist Amrit Kalash um den Faktor 1000 stärker (siehe Abbildung auf Seite 74). Mit anderen Worten: Um den Heil- und Schutzeffekt von Amrit Kalash gegen freie Radikale in unserem Körper zu erzielen, müssten wir die tausendfache Menge der Vitamine E oder C einnehmen. Wobei zu beachten ist, dass diese Vitamine, um ausreichend wirksam zu sein, sowieso in einer weit höheren Dosis eingenommen werden müssen, als wir sie durch eine durchschnittliche Normalkost in unserer Nahrung aufnehmen.

Studien zufolge ist Amrit Kalash gegen freie Radikale weit wirksamer als alle bisher bekannten und in der Medizin eingesetzten Schutzstoffe.

Was sind die Wirksubstanzen im Amrit Kalash?

Um diese Frage zu beantworten, müssten wir die Weisheit der Natur zu Rate ziehen. Das Ganze ist bekanntlich mehr als die Summe seiner Teile.

In der richtigen Auswahl und Kombination und in der ayurvedischen Herstellungsweise liegt sicher das große Geheimnis ayurvedischer Pflanzenmittel und des Amrit Kalash. Immerhin konnten einige der Wirksubstanzen entschlüsselt werden. Amrit Kalash enthält unter anderem die Vitamine C, E und Beta-Karotin (eine Vitamin-A-Vorstufe), und zwar in natürlicher Form. Das Fruchtmus ist auf der Basis von Ghee (Butterreinfett) hergestellt und enthält daher auch dessen Wirkstoffe, z. B. Ölsubstanzen und Fettsäuren, die als Transportstoffe für fettlösliche Vitamine und als natürliches Baumaterial für den Zellstoffwechsel dienen. Auch Mineral- und Spurenstoffe sind aufgrund der Zusammensetzung des Rasayanas in hohen Mengen zu erwarten.

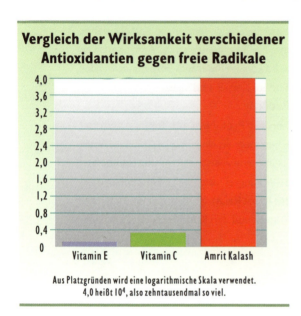

Vergleich der Wirksamkeit verschiedener Antioxidantien gegen freie Radikale

Aus Platzgründen wird eine logarithmische Skala verwendet. 4,0 heißt 10^4, also zehntausendmal so viel.

Welche Wirkung hat Amrit Kalash?

Über 50 Forschergruppen haben sich in den letzten Jahren mit Amrit Kalash beschäftigt und über 40 Studien dazu veröffentlicht. Einer der Haupteffekte dieses Rasayanas besteht darin, das Immunsystem effektiv zu stärken. Dies wurde sowohl in Tierversuchen als auch beim Menschen gezeigt. Infektionskrankheiten nehmen bei regelmäßiger Einnahme ab, die Neigung zu Allergien verschwindet und die allgemeine Leistungsfähigkeit und Widerstandskraft steigen an. Amrit Kalash verhindert interessanterweise auch die Verklumpung von Thrombozyten, jenen Blutzellen, die das Blutgerinnsel bei einer Thrombose verursachen. In der Medizin wird zum Schutz für diesen Herzinfarkt-Risikofaktor in der Regel Aspirin verwendet, das jedoch Nebenwirkungen hat.

Amrit Kalash schützt darüber hinaus auch gegen chemische Stoffe, indem es deren Effekt auf die Bildung freier Radikale neutralisiert. Auch eine verjüngende Wirkung beim Menschen wurde nachgewiesen: Bei Versuchspersonen, die Amrit Kalash eingenommen hatten, verbesserten sich einige Messgrößen, die für das biologische Alter eines Menschen kennzeichnend sind. Schließlich ist sogar ein starker Reparatureffekt auf die DNS festgestellt worden. Krebszellen verwandelten sich nämlich in einer Nährlösung, der Amrit Kalash zugegeben wurde, in normale Zellen zu-

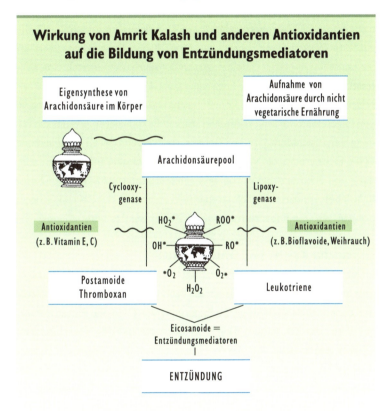

Wirkung von Amrit Kalash und anderen Antioxidantien auf die Bildung von Entzündungsmediatoren

Eine Entzündung entsteht durch enzymatische Umwandlung von Arachidonsäure in Eicosanoide. Amrit Kalash hemmt die Entzündung an zwei Stellen: Es vermindert die Bildung von Arachidonsäure und reduziert freie Radikale und Entzündungsmediatoren als hochwirksames Antioxidans, das unter anderem auch natürliches Vitamin E, C und Beta-Karotin enthält.

rück. Das ist ein völlig ungewöhnlicher Effekt, der üblicherweise bei entarteten Zellen nicht beobachtet wird. Das Rasayana aktiviert also auch Selbstreparaturmechanismen, wahrscheinlich so genannte Reparaturenzyme, in der Zelle. Bei all diesen außergewöhnlichen Wirkungen ist Amrit Kalash auch in hoher Dosis völlig nebenwirkungsfrei.

Wo setzt Amrit Kalash als Schutzmittel gegen freie Radikale an?

An welchen Stellen im biochemischen Stoffwechsel von Zellen und Geweben Amrit Kalash als Radikalfänger ansetzt, ist in allen Einzelheiten noch nicht erforscht. Zwei bereits bekannte Angriffspunkte sind in der Grafik auf Seite 75 symbolisch durch einen Amrit-Kalash-Krug gekennzeichnet. Sie betreffen in erster Linie den Arachidonsäurestoffwechsel, eine zentrale Zwischenstation in der Entwicklung von Entzündungen und der Freisetzung freier Radikale. Sie können leicht ersehen, dass das Rasayana an den folgenden zwei Schlüsselstellen ansetzt: Es reduziert einerseits die Bildung der Arachidonsäure und hemmt andererseits deren Umwandlung in die Eicosanoide, die verschiedenen Vermittlersubstanzen für Entzündung und Schmerz. Ein dritter und ganz wesentlicher Effekt von Amrit Kalash besteht darin, die Selbstreparaturvorgänge in der Zelle in Gang zu bringen, also die Reparaturenzyme im Zellinneren zu unterstützen.

■ **Pancha Karma und freie Radikale**

Im Kapitel „Ayurvedische Heilverfahren" wurden die wichtigsten Bestandteile einer fachgerecht durchgeführten Pancha-Karma-Therapie vorgestellt und dabei wurde auch die große Bedeutung von Ölen und Fetten hervorgehoben, die der Patient einnimmt oder die bei den verschiedenen Öltherapien angewendet werden. Das sind vor allem Ghee, das Butterreinfett, Sesamöl oder andere pflanzliche Öle. Sie binden fettlösliche Gifte im Körper, helfen sie auszuscheiden und wirken an der Erneuerung von Zellen und Geweben mit. Eine wissenschaftliche Untersuchung hat gezeigt, dass durch Pancha Karma freie Radikale wirksam neutralisiert und ausgeleitet wurden. Pancha Karma ist daher eine der wertvollsten ayurvedischen Maßnahmen gegen Rheuma.

STRESS UND OXIDATIVER STRESS – DIE WELT DER FREIEN RADIKALE

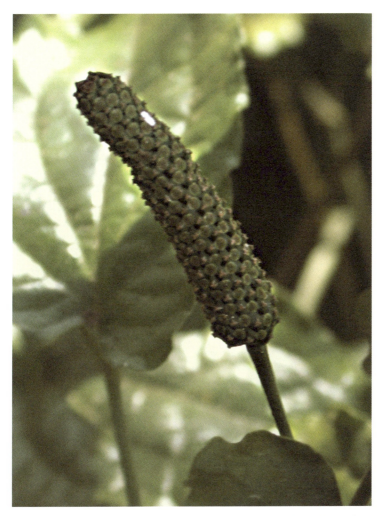

7: Pippali, Langkornpfeffer, gilt als natürliches Rasayana und ist Bestandteil vieler ayurvedischer Rezepturen, die auch und besonders gegen Rheuma eingesetzt werden.

Kapitel 4

Rheumatische Krankheitsbilder

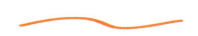

Entzündung bei Rheuma

Aus der großen Zahl entzündlicher Rheumakrankheiten soll im Folgenden auf die häufigsten und bekanntesten näher eingegangen werden. Das sind vor allem die chronische Polyarthritis, Morbus Bechterew, Morbus Reiter, die Arthritis der Schuppenflechte und die Gicht. Diesen ansonsten sehr unterschiedlichen Rheumaformen ist eines gemeinsam: die Entzündung; wenngleich die Entzündungsverursacher aus verschiedenen Richtungen kommen und schwerpunktmäßig auch an zum Teil ganz unterschiedlichen Körpergeweben ansetzen.

■ Hilft eine Ernährungsumstellung?

Rheuma und Ernährung? Ein solcher Zusammenhang wurde von modernen Medizinern bis vor kurzem noch völlig abgelehnt. Fragten die leidenden Patienten – auf der Suche nach einem anderen Weg, ihre schwere Krankheit zu lindern oder zu heilen – einen Rheumatologen, dann war die Antwort stets: Essen Sie, was Ihnen schmeckt, auf Ihr Rheuma hat das keinen Einfluss. Diese Auffassung hat sich grundlegend geändert.

■ Fasten und lacto-vegetabile Kost sind wirksam

Wissenschaftliche Studien belegen eindeutig den günstigen Einfluss einer vegetarischen Ernährung. Dosiertes Fasten und eine lacto-vegetabile Kost, eine Ernährungsform also, die ausschließlich pflanzliche Nahrungsmittel und Milchprodukte enthält, haben einen sehr günstigen Effekt auf das Entzündungsgeschehen bei Rheumakrankheiten. Zwar liegen wissenschaftliche Studien vorwiegend zum Verlauf der chronischen Polyarthritis vor, andere entzündliche Gelenk- und Wirbelsäulenkrankheiten wie Morbus Bechterew und Morbus Reiter, Kollagenkrankheiten oder entzündliche Reizzustände von Arthrosen werden durch diese Kostform aber offensichtlich ebenfalls spürbar gebessert. Das sind jedenfalls die Beobachtungen in den Maharishi-Ayur-Veda-Gesundheitszentren und Kliniken sowie anderen Einrichtungen, die natürliche Heilverfahren anwenden.

Schmerzen und Schwellungen gehen zurück
Bei Patienten mit chronischer Polyarthritis, die sich unter kontrollierten wissenschaftlichen Bedingungen einer solchen Kostform unterzogen, konnte der positive Einfluss sowohl auf das Schmerzempfinden als auch auf körperliche und laborchemische Befunde dokumentiert werden: geringere Morgensteifigkeit, verbesserte Griffstärke, Verringerung der Anzahl geschwollener Gelenke und verbesserte Entzündungswerte im Blut. Die Krankheit verschlimmerte sich wieder,

Eine vegetarische ayurvedische Kost enthält keine Arachidonsäure und verringert Gelenkentzündungen und Gelenkschmerzen.

sobald die Diät nicht mehr eingehalten wurde und besserte sich erneut nach Wiederaufnahme der vegetarischen Ernährungsweise.

▪ Fettsäuren und Entzündungsstoffe

Eine Schlüsselstellung bei der Entwicklung von Entzündung, Schmerz und Schwellung im rheumatischen Prozess nehmen bestimmte entzündungsauslösende Substanzen oder „Mediatoren" ein. Sie setzen den Entzündungsprozess in Gang. Die so genannten Eicosanoide (Prostaglandine, Thromboxane, Leukotriene) sind eine entzündungsauslösende Substanzgruppe, die ganz maßgeblich an dem komplexen rheumatischen Geschehen beteiligt sind. Sie entstehen aus der mehrfach ungesättigten Fettsäure Arachidonsäure, die am Ort der Entzündung freigesetzt und durch Enzyme rasch zu den Eicosanoiden umgewandelt wird (siehe auch Abbildung auf Seite 75). Das Besondere in Bezug auf die Ernährung ist nun: Die Arachidonsäure wird ausschließlich mit tierischen Nahrungsmitteln zugeführt. Dies wird als wichtigste Ursache für die in Diät-Studien beobachteten subjektiven und objektiven Verbesserungen von Gelenkentzündungen angesehen. Eine lacto-vegetabile Kost – eine Ernährungsform, bei der man ausschließlich pflanzliche Nahrungsmittel, Milch und Milchprodukte zu sich nimmt – enthält praktisch keine Arachidonsäure. Eine Ausnahme bildet Käse, ein Milchprodukt, das im Maharishi Ayur-Veda als Nahrungsmittel nur bedingt geschätzt wird, da Käse, vor allem wenn er lange gelagert, intensiv riechend oder mit Schimmel belegt ist, nach ayurvedischer Auffassung *Ama* erzeugt (siehe Tabelle unten).

Mit einer üblichen Kost, wie sie in den westlichen Industrienationen gepflegt wird, führen wir uns pro Tag etwa 300 Milligramm Arachidonsäure zu, die zu etwa 90 Prozent zu den Körperzellen gelangt. Der Verbrauch

Arachidonsäuregehalt in ausgewählten Lebensmitteln

Lebensmittel	Arachidonsäure (mg/100g)
Milch und Milchprodukte	
Kuhmilch (3,5 % Fett)	4
Kuhmilch (1,5 % Fett)	2
Molke, süß	0
Speisequark (20 % Fett i. Tr.)	5
Speisequark, mager	0
Camembert	34
Eier	
Hühnerei (Gesamt-Ei)	70
Eigelb	297
Fette und Öle	
Schweineschmalz	1700
Diätmargarine	0
Weizenkeimöl	0
Fleisch und Fleischprodukte	
Schweineleber	870
Leberwurst	230
Schweinefleisch (Muskel)	120
Rindfleisch (Muskel)	70
Huhn	120
Kalbfleisch	53
Gemüse, Kartoffeln, Nüsse	0
Sojaprodukte	0
Obst	0

(nach: Adam 1994)

liegt im gleichen Zeitraum aber nur bei etwa einem Milligramm! Die überschüssige Säure stellt eine erhebliche Belastung für den Organismus dar, besonders dann, wenn die Regulationskapazität unseres Organismus durch vielfältige andere Einflüsse wie Stress, Umweltbelastungen, emotionale Spannungen oder Krankheiten überschritten wird.

Auch Fischöl und Pflanzenöle hemmen die Entzündung
Über den Stoffwechsel der Arachidonsäure und ihre Umwandlung in den Entzündungsstoff Eicosanoid haben Biochemiker auch die entzündungshemmende Wirkung von Omega-3-Fettsäuren aufgeklärt. Diese Fettsäuren sind Bestandteile pflanzlicher Öle und des Fischöls, das in letzter Zeit als wirksames Mittel gegen die rheumatische Entzündung entdeckt wurde. Eine dieser Omega-3-Fettsäuren hat in ihrer chemischen Struktur viel Ähnlichkeit mit der Arachidonsäure, kann aber nicht wie diese zu Eicosanoid umgewandelt werden. Sie besetzt dadurch gewissermaßen deren Platz im Stoffwechsel. Mit dem Resultat, dass die Bildung von Eicosanoid unterbunden und die Entzündungsreaktion am rheumatischen Gelenk verringert wird.

Vitamine, Mineralstoffe, Spurenelemente

Auch die Eicosanoidbildung ist ein oxidativer Stoffwechselprozess, der durch Enzyme und Antioxidantien, also Stoffe, die die Bildung freier Radikale abfangen, gehemmt werden kann (siehe Abbildung auf Seite 75). Die Wirksamkeit der Vitamine C und E und die Bedeutung von Spurenelementen, vor allem von Selen, Kupfer, Zink und Eisen, ist durch klinische Studien bei Rheumapatienten erwiesen. Da sie in der Nahrung vorkommen, haben wir den großen Vorteil, dass wir sie mit einer natürlichen Ernährungsweise in einem ausgewogenen Verhältnis zuführen können.

Entzündungshemmer Vitamin E
Vitamin E ist ein fettlösliches Vitamin, das sich unter anderem in die Zellmembran einlagert und dort die mehrfach ungesättigten Fettsäuren vor dem Angriff aggressiver Sauerstoffradikale schützt. Vitamin E vermindert die Umwandlung von Arachidonsäure in Thromboxan, einem der Eicosanoid-Entzündungsmediatoren, indem es das dazu erforderliche Enzym

(Cyclooxygenase) hemmt. Untersuchungen haben ergeben, dass 400 Milligramm Vitamin E pro Tag die Eicosanoidbildung beim Gesunden um ein Drittel senkt. Dies dürfte einer der Hauptgründe dafür sein, dass

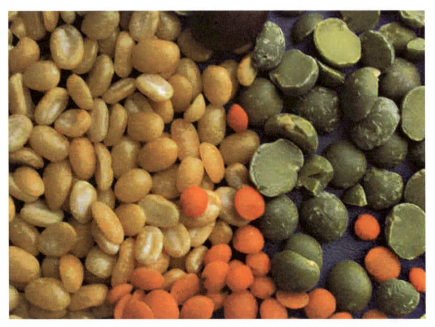

8: Dhals, ayurvedische Hülsenfrüchtezubereitungen, sind eine schmackhafte und gesunde Alternative zu tierischem Eiweiß. Die Soßen und Beilagen aus Mungbohnen, roten Linsen oder Kichererbsen liefern hochwertiges pflanzliches Eiweiß, das in der vegetarischen Küche nicht fehlen darf. Im Gegensatz zu tierischen Produkten enthalten die Dhals keine Arachidonsäure, die bei rheumatischen Prozessen eine Schlüsselstellung einnimmt.

Vitamin E bei der chronischen Polyarthritis die Beschwerden bedeutend bessert. Sowohl die körperlichen Zeichen der Entzündung als auch die Entzündungswerte im Blut können durch hohe Vitamin-E-Gaben deutlich vermindert werden. Dabei ist zu beachten, dass bei jedem zweiten Patienten, der an einer chronischen Polyarthritis leidet, eine Unterversorgung mit Vitamin E festgestellt werden kann, und dass der Entzündungsprozess dieser Rheumakrankheit große Mengen dieses Vitamins verbraucht – der Bedarf liegt bei an chronischer Polyarthritis Erkrankten also deutlich höher als bei Gesunden.

Vitamin C – ein weiteres natürliches Antioxidans

Vitamin C wird zur Wiederherstellung von Vitamin E benötigt, unterstützt also die entzündungshemmende Wirkung des E-Vitamins. Vitamin C ist aber darüber hinaus auch selbst ein natürliches Antioxidans, ein wirksamer Radikalfänger, der den Entzündungsprozess des Rheumas hemmt und den wir uns durch eine ausgewogene Ernährung normalerweise ausreichend zuführen können. Da der Vitamin-C-Bedarf bei entzündlichem Gelenkrheuma jedoch erhöht ist, sind zusätzliche Vitamingaben unter Umständen sinnvoll. Eine ausgewogene Ernährung, wie sie im Maharishi Ayur-Veda angestrebt wird, enthält vor allem Obst und Gemüse und dank der ayurvedischen Küchenregeln ausreichende Mengen an Vitamin C. Gegebenenfalls sollten Sie aber dieses Vitamin in höherer Dosis zusätzlich zuführen, entsprechend der Verordnung Ihres Arztes.

Die empfohlene Tagesdosis für Patienten, die an chronischer Polyarthritis leiden, liegt zwischen 160 und 300 Milligramm Vitamin C pro Tag – das ist die vierfache Menge des Tagesbedarfs von Gesunden.

Vitamine in der ayurvedischen Küche

Auch Vitamin E ist normalerweise reichlich in einer ausgewogenen, ayurvedischen Ernährung vorhanden, da es besonders in pflanzlichen Ölen, Getreidesamen, Blattgemüse und in Butter vorkommt. Besonders Weizenkeimöl, Sonnenblumenöl und Olivenöl enthalten einen hochwirksamen Hauptanteilstoff von Vitamin E. In der ayurvedischen Küche werden diese Pflanzenöle und Ghee (Butterreinfett) bevorzugt verwendet. Das empfohlene Dünsten von Gemüse in Ghee oder Pflanzenöl bewirkt zusätzlich, dass fettlösliche Vitamine wie die Vitamine E, A und K in den Nahrungsmitteln größtmöglich bewahrt werden. Die zum Dünsten verwendeten Fette sind darüber hinaus auch ein wichtiges Transportmedium zur Aufnahme der fettlöslichen Vitamine in den Körper.

> Eine gute Vitamin-C-Quelle ist der ayurvedische Morgentrunk aus dem Saft einer halben frischen Zitrone und einem Teelöffel Honig in einem Glas mit lauwarmem Wasser. Dieses Getränk erfrischt, belebt und beseitigt Ama aus den Srotas. Es ist besonders Patienten mit chronischer Polyarthritis zu empfehlen, die morgens steif und Ama-belastet sind.

Vitamin A bei entzündlichem Rheuma

Bei Patienten mit chronischer Polyarthritis und Morbus Bechterew hat man in Studien deutlich weniger Vitamin A und das für seine Bindung nötige Eiweiß gefunden. Bislang nicht belegt werden konnte, dass die Vitamin-A-Einnahme den rheumatischen Entzündungsprozess verringert.

Spurenelemente – schützende Helfer

Kupfer, Zink, Eisen, Selen und andere Spurenelemente unterstützen Enzyme und Vitamine in ihrer Schutzfunktion gegen den zerstörenden Einfluss freier Radikale. Auch diese Substanzen sind in der natürlichen ayurvedischen Kostform genügend vorhanden. An Selen besteht allerdings vor allem in Deutschland eine Unterversorgung. Wegen der schlechten Löslichkeit von Selen in den meisten Böden haben vielen Futter- und Nahrungspflanzen nur einen niedrigen Selengehalt. So sind die Selen-Blutplasmaspiegel der deutschen Bevölkerung durchschnittlich niedriger als die anderer Länder. Patienten mit chronischer Polyarthritis haben einen besonders hohen Selenbedarf. In pflanzlichen Nahrungsmitteln kommt das Spurenelement vor allem in Getreide, Weizenkeimen, Vollkornprodukten und Sojabohnen vor.

Spurenelemente einnehmen?

Eine unkontrollierte Eiseneinnahme kann bei Patienten mit chronischer Polyarthritis freie Radikale freisetzen und dadurch die Entzündung in den Gelenken anheizen.

Mineralstoffe oder Spurenelemente aus der Apotheke zu holen, um sie in hohen Dosen zu schlucken, kann problematisch sein. Unter den Spurenelementen herrscht nämlich ein starkes Konkurrenzverhalten um Eiweißstoffe, an die sie sich binden wollen. Denn sie benötigen ein „Transportfahrzeug" für ihre Fahrt vom Darm zu ihren Arbeitsstätten in den Zellen und Geweben, wo sie unentbehrliche Mitarbeiter in einem äußerst dynamischen Fabrikationsprozess sind. Werden die verfügbaren Plätze im Bus aber z. B. bereits von Selen- oder Eisenmetallen besetzt, bleiben andere Schwermetalle auf der Strecke. Sie fehlen dann unter Umständen im wahrsten Sinn des Wortes „schmerzlich" in den Fabrikationsstätten des Organismus. Nehmen wir also wirksame Mengen eines Zinkpräparats ein, dann verdrängt das Zink möglicherweise andere Spurenelemente aus dem Transporteiweiß und verhindert ihre Aufnahme aus dem Darm, und eine unkontrollierte Eiseneinnahme kann bei Patienten mit chronischer Polyarthritis freie Radikale freisetzen und dadurch die Entzündung in den Gelenken noch anheizen. Die Behandlung mit Spurenelementen gehört daher in die Hand des erfahrenen Arztes.

Ayurvedische Mineralstoffmittel

Ayurvedische Rezepturen von Mineralstoffmitteln werden nach uralten traditionellen Verfahren hergestellt und sind ausgewogene Mischungen aus Natursubstanzen, die die ganze Information, wie sie die Natur liefert, in sich tragen. Durch die besondere Art ihrer Zubereitung entfalten sie Wirkungen auf geistiger und körperlicher Ebene, die über die bloße Aufnahme eines Mineralstoffs hinausgehen. Vergleichbar der Heilwirkung homöopathischer Mittel besitzen sie eigene, feinstoffliche und ganzheitliche Heilqualitäten und bewirken unter anderem auch eine natürliche Balance körpereigener Mineralstoffe. Die Ausgewogenheit im Mineralhaushalt kann durch differenzierte Behandlungsverfahren, etwa das Pancha Karma, und durch eine individuelle, auf Doshas und Agni abgestimmte ayurvedische Kost wesentlich unterstützt werden.

Schutzstoffe der Pflanzen: Bioflavonoide

Die meisten Pflanzen sind reich an Antioxidantien. Besonders die Farbstoffe der Pflanzen, die Bioflavonoide, sind wirksame Radikalfänger. Sie dienen der Pflanze selbst als Schutz gegen die Bildung freier Radikale, denn bei der Fotosynthese entsteht unter dem Einfluss der Sonnenenergie Sauerstoff als Nebenprodukt. Die Kombination von Sonnenstrahlung und freien Sauerstoffmolekülen birgt in sich eine hohe Potenz zur Bildung von Radikalen, die sich fatal auf die Pflanzenzelle auswirken würden. Bioflavonoide halten diesen Vorgang in Schach. Einige Bioflavonoide wie die der Weihrauch-Heilpflanze greifen in das Eicosanoidsystem ein, indem sie das Enzym Lipoxygenase (siehe Abbildung auf Seite 75) und damit die Umwandlung von Arachidonsäure in Leukotriene hemmen. Die vegetarische Ernährung, bei der wir die Bioflavonoide auf natürliche Weise zu uns nehmen, schützt auch auf diesem Weg vor freien Radikalen.

Kochen oder roh belassen?

Ein ganz wichtiger Punkt ist die Art der Nahrungszubereitung, denn sie kann entscheidend darauf Einfluss nehmen, wie viele Vitamine, Mineral-

In Ghee erhitzte Getränke entfalten ihr volles Aroma, stimulieren die Verdauungssäfte und binden freie Radikale.

stoffe und Spurenelemente unser Körper verwertbar aufnehmen kann. Am Beispiel der Karotine ist das eindrucksvoll zu beobachten. Karotine sind fetthaltige Pflanzenfarbstoffe. Rund 60 davon, zum Beispiel das Beta-Karotin, sind Vorstufen (Provitamine) des A-Vitamins. Vitamin A schützt vor dem Altern, hält das Immunsystem fit, erhält die Fruchtbarkeit und die Sehkraft. Es ist ein schwaches Antioxidans, nicht dagegen das Beta-Karotin, das in der Pflanzenwelt und in unserem Körper ein äußerst potenter Radikalfänger ist. Diesen hochwertigen Biostoff aus der Pflanzenkost aufzunehmen, ist aber gar nicht so einfach. Die Karotin-Moleküle sind nämlich so fest im Fasergerüst der Pflanzen eingebunden, dass unsere Verdauungssäfte sie erst nach langer Einwirkzeit und dann auch nur unvollständig freilegen können. Rund 40 Prozent werden überhaupt nicht in Vitamin A umgewandelt, sondern mit dem Stuhl ausgeschieden.

Wie Experten nachgewiesen haben, werden bestimmte Karotin-Stoffe durch das Erhitzen und die entsprechende Zubereitung vom Körper sehr viel besser aufgenommen. Dies ist deswegen so bedeutungsvoll, weil dem Zubereitungsprozess von Speisen in der ayurvedischen Küche größte Aufmerksamkeit geschenkt wird. Das Zerkleinern und Zermusen von Nahrungsmitteln, ihre köstliche Aufbereitung, die gekonnte Verwendung von Gewürzen und das Herausdünsten in Ghee oder Pflanzenölen, verfeinern und veredeln die Speisen und machen sie in höchstem Maße bekömmlich. Gleichzeitig werden dadurch die Vitamine bewahrt, ihre Aufnahme verbessert und die Heilwirkung auf Körper und Geist optimiert.

> **AYURVEDA UND DIE KUNST DES KOCHENS**
> In der Kunst der Speisenzubereitung liegt ein großes Geheimnis der Heilwirkung von Nahrung, die nicht, wie bisher allzu oft geschehen, lediglich auf ihre Einzelbestandteile an Nährstoffen, Vitaminen, Mineralstoffen und Spurenelementen reduziert werden darf. Wie wir kochen, welche Nahrungsmittel wir kombinieren, welche Zutaten wir verwenden, scheint einen weit größeren Einfluss auf unsere Gesundheit zu haben, als wir in der westlichen Welt bisher geglaubt haben.

Vor allem die vielfältige Verwendung von Ghee beim Zubereiten von Speisen scheint ein raffinierter und besonders gesundheitsfördernder Kniff in der ayurvedischen Essenszubereitung zu sein. Professor Hari Sharma hat gezeigt, dass in Ghee erhitzte Gewürze eine starke, freie Radikale bindende Wirkung haben, und zwar deutlich stärker als das Ghee oder die Gewürze alleine.

Kaffee, schwarzen Tee und Kartoffeln meiden

Im Einzelfall müssen bei Patienten mit einer rheumatischen Krankheit auch individuelle Nahrungsmittelunverträglichkeiten oder -allergien beachtet werden. Besonders Kaffee, Schokolade, bestimmte Früchte oder gliadinhaltige Getreideprodukte werden als entzündungsauslösende oder -fördernde Nahrungsmittel immer wieder beobachtet. Eine besondere Bedeutung kommt hier der Kartoffel zu. Die Vaidyas, die ayurvedischen Ärzte Indiens, betonen stets, dass Patienten mit chronisch-entzündlichem Rheuma den Erdapfel meiden sollten, da er während des Verdauungsprozesses leicht eine bestimmte Form von Ama erzeugt, die Vata vermehrt und den Entzündungsprozess bei Rheuma verstärkt. Obwohl die westliche Medizin bisher keine Hinweise auf eine ungünstige Wirkung der Kartoffel bei rheumatischen Beschwerden beschrieben hat, sollte die Warnung der ayurvedischen Medizin beachtet werden. Sie stimmt auch mit Beobachtungen überein, wonach Patienten mit chronischer Polyarthritis, die eine ayurvedische Kostform ohne Kartoffeln und ohne koffeinhaltige Getränke einhielten, eine erhebliche Besserung ihrer Beschwerden erfahren haben. Die Entzündungsaktivität kehrte zurück, wenn die Patienten sich nicht mehr oder nicht mehr ausreichend an das Kartoffel- oder Kaffee-Verbot hielten.

Fasten bessert die Entzündung

Zahlreiche Studien belegen, dass Fasten einen positiven Effekt auf den rheumatisch-entzündlichen Prozess bei der chronischen Polyarthritis hat. Als Erklärung dafür wird unter anderem ein starker Abfall der Bildung von Eicosanoiden angenommen, die bereits binnen zwei Tagen auf ein Drittel des Ausgangswertes sinken. Nach dem Fasten erreichen die Beschwerden der Patienten bald wieder die ursprüngliche Intensität, sofern sie in ihre alten Ernährungsgewohnheiten zurückfallen – jedoch nicht, wenn sie sich auf eine vegetarische Kostform umstellen. Die positiven Effekte des Fastens bleiben dann zumindest teilweise erhalten. Möglicherweise liegt eine wesentliche Ursache für die Heilwirkung des Fastens in der fehlenden Zufuhr von Arachidonsäure mit der Nahrung, wofür auch die anhaltende Besserung bei einer vegetarischen Ernährung spricht, bei der die Arachidonsäure praktisch nicht zugeführt wird.

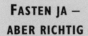

FASTEN JA – ABER RICHTIG

Besonders bewährt hat sich das ayurvedische Reisfasten (siehe Seite 44) und die Zehn-Tage-Ama-Kur (siehe Seite 43 f.). Beide Fastenmaßnahmen sollten nur unter der Kontrolle und nach Absprache mit einem Arzt durchgeführt und unter Umständen den Bedürfnissen und Erfordernissen des an Rheuma erkrankten Patienten angepasst werden. Hierfür ist Erfahrung sowohl in der ayurvedischen Medizin als auch in der Behandlung und Beurteilung rheumatologischer Krankheiten erforderlich.

■ **Antirheumatika weiter einnehmen**

Für alle chronisch-entzündlichen Gelenkkrankheiten gilt: Medikamente, die Ihnen Ihr Arzt verordnet hat, sollten Sie nicht ohne Rücksprache mit ihm absetzen oder reduzieren. Wenn sich aber durch die ayurvedischen Maßnahmen Ihre Beschwerden verringern und die Blutwerte bessern, besteht die Möglichkeit, die Einnahme der chemischen entzündungshemmenden und schmerzstillenden Medikamente in Absprache mit Ihrem Arzt kontrolliert und allmählich zu verringern. Hohe Kortisondosen, die vor allem bei einem akuten rheumatischen Entzündungsschub eingesetzt werden, können die Wirkung natürlicher Heilmittel vermindern oder gänzlich blockieren. Wurde das Kortison aber nicht über einen zu langen Zeitraum eingenommen, reagiert das biologische Regelsystem wieder auf natürliche Heilreize.

■ **Operative Eingriffe**

Wenn der rheumatische Entzündungsprozess bereits lange Zeit besteht und die Zerstörung eines oder mehrerer Gelenke droht, ist eine Operation manchmal unumgänglich. Diese Eingriffe werden heute in spezialisierten Rheumakliniken vor dem Hintergrund großer chirurgischer und rheumatologischer Erfahrung vorgenommen. Bei der Synovektomie wird die Gelenkinnenhaut entfernt und dem Gelenk damit der Entzündungsherd entzogen. Die Synovia, die „Gelenkinnenhaut", bildet sich später ersatzweise wieder nach. Die Entzündung ist damit in der Regel für immer aus diesem Gelenk verschwunden, und, was sehr wichtig ist, eine weitere Gelenkzerstörung durch die aggressiven Entzündungsstoffe wird verhindert. Bemerkenswerterweise verringern sich dadurch nicht selten auch Schwellungen und Entzündungen in anderen, nicht operierten Gelenken.

■ Krankengymnastik

Eine gute krankengymnastische Übungsbehandlung hält Gelenke und Wirbelsäule beweglich, kräftigt die Muskulatur und verbessert die Durchblutung und damit den Gelenkstoffwechsel. Die Therapeuten sind heute auf dem Gebiet der Rheumatologie zum Teil hervorragend ausgebildet und können Sie gesundheitlich wesentlich unterstützen. Üben Sie aber immer einfühlsam und mit viel Aufmerksamkeit. Wo immer möglich, sollte bei den Übungen Wohlbefinden entstehen. Wohlbefinden ist Ausdruck für wachsende Gesundheit und der stärkste Gegenspieler für all das, was die moderne Medizin heute für Krankheit verantwortlich macht: für freie Radikale, Entzündungsmediatoren und vieles mehr. Indem Sie Ihr Bewusstsein an den Ort der Erkrankung lenken, fließen heilsame Energien ein, öffnen sich Kanäle für den Fluss von Gesundheit, und Sie unterstützen damit die Selbstheilungskräfte ihres Körpers und natürlich die Bemühungen Ihres Therapeuten.

Praktizieren Sie Körperübungen mit Einfühlung und Aufmerksamkeit!

Die Krankheiten im Einzelnen

■ Chronische Polyarthritis

Die rheumatoide Arthritis oder chronische Polyarthritis (cP) ist die häufigste entzündliche Gelenkerkrankung. In Mitteleuropa sollen etwa ein bis zwei Prozent der Bevölkerung daran erkrankt sein, das sind mehr als eine Million Menschen allein in Deutschland. Frauen sind dreimal häufiger betroffen als Männer, und auch Kinder leiden bereits an dieser oft schubweise verlaufenden Erkrankung, die mit Entzündungen und in späteren Stadien mit Veränderungen an allen Gelenken einhergehen kann. Eine Ursache für das Entstehen der chronischen Polyarthritis wurde von der westlichen Medizin bislang nicht gefunden.

Im Ayurveda bezeichnet man diese entzündliche Systemerkrankung als Amavata, eine Erkrankung, die durch Ansammlung von Ama entsteht und zu Vata-Störungen in den Bewegungsorganen des Körpers führt. Vor dem Hintergrund dieser Erklärung können die typischen Symptome der chronischen Polyarthritis als grundlegende Störungen der Doshas und des Verdauungs- und Stoffwechselsystems, nämlich verschiedener Agnis im Gewebestoffwechsel, bezeichnet werden.

Dort, wo der Bewegungsimpuls von Vata direkt umgesetzt wird, an den Gelenken also, sammeln sich Toxine. Sie verursachen die für eine chronische Polyarthritis typischen Veränderungen in der Synovia, der „Gelenkinnenhaut", und Entzündungen der Sehnenscheiden. Die Synovitis (Gelenkinnenhaut-Entzündung) und die Tendovaginitis (Sehnenscheiden-Entzündung) sind Ausdruck der Ama-Ansammlung in diesem Bereich.

Typische Zeichen von Ama und Vata
Typische Anzeichen der chronischen Polyarthritis sind die morgendliche Steifigkeit, wenn der Stoffwechsel durch die Nachtruhe zurückgegangen ist und die Kapha-Phase des Tages beginnt (sechs bis zehn Uhr), die Ver-

schlimmerung der Beschwerden bei kühlem und feuchtem Wetter und
schließlich die Besserung der Beschwerden durch Bewegung. Die Vata-
Komponente der Erkrankung zeigt sich unter anderem
durch die Zunahme der Beschwerden nach Überanstrengung und vor einem Wetterwechsel.

Viele Patienten mit chronischer Polyarthritis reagieren gut auf kurzzeitige milde Wärmeanwendungen über den betroffenen Gelenken, wenn keine akute Schubsituation (Pitta) vorliegt, mögen aber zu intensive Wärmeanwendungen meist nicht, da dadurch die Gelenkentzündung zunimmt. Kälteanwendungen werden andererseits meist nur bei akuter Entzündung gut angenommen und schmerzen in der ruhigen Phase der Krankheit mehr als sie wohl tun.

> Die Vata-Komponente der chronischen Polyarthritis zeigt sich vor allem durch Zunahme der Beschwerden nach Überanstrengung, bei trockenem und kaltem Wetter und vor einem Wetterwechsel.

Allgemeines zur Behandlung

Die chronische Polyarthritis, die einen schweren Verlauf nehmen und unter Umständen nahezu alle Gelenke betreffen kann, muss von einem erfahrenen Arzt therapiert werden. Neben der oft notwendigen, intensiven Behandlung durch einen Rheumatologen können mit verschiedenen Therapieansätzen des Maharishi Ayur-Veda zum Teil ganz erhebliche Verbesserungen erzielt werden. In Einzelfällen konnte die Krankheit sogar geheilt werden. Wegen des besonderen Verlaufs der chronischen Polyarthritis ist eine sorgfältige und individuelle Behandlung, auch in Abstimmung mit einem Rheumatologen, erforderlich. Einzelheiten der ayurvedischen Therapie können hier deshalb nicht dargestellt werden. Es werden lediglich Hinweise über wichtige Einflüsse der Ernährung gegeben und ayurvedische Behandlungen erwähnt, die sich bislang als am wirkungsvollsten erwiesen haben.

Pancha Karma

Pancha Karma ist für alle entzündlichen und degenerativen Gelenk- und Wirbelsäulenkrankheiten, vor allem für die chronische Polyarthritis, eine der Erfolg versprechendsten Therapien des Maharishi Ayur-Veda. Die Anwendung erfordert jedoch gerade bei der chronischen Polyarthritis besondere Erfahrung und Sorgfalt – sowohl in der Auswahl der einzelnen Behandlungen und Öle als auch der einzuhaltenden Ernährungsregeln, die immer individuell auf die erkrankte Person abgestimmt sein müssen.

Dass Pancha Karma neben körperlichen auch tief greifende seelische Wirkungen haben kann, die im Gesamtbild der Erkrankung bedeutsam sind, zeigt folgendes Beispiel: Eine 30-jährige Postangestellte, die seit einem Jahr an chronischer Polyarthritis erkrankt war und Schwellungen an Handgelenken, Knöcheln und Ellbogen hatte, verlor nach einer zweiwöchigen ambulanten Pancha-Karma-Therapie im Verlauf der darauf folgenden Wochen und Monate ihre Beschwerden völlig. Die Entzündungszeichen im Blut normalisierten sich ebenso wie die Gelenke. Ein erstaunlicher, positiver Nebeneffekt der Pancha-Karma-Kur aber war, dass die Patientin eine „innere Verwandlung" erfuhr, wie sie es nannte. Sie fühlte sich von Denkmustern befreit, die offenbar erheblich zur Erkrankung beigetragen hatten, und war dadurch in der Lage, vor allem ihr Berufsleben, unter dem sie bisher immer gelitten hatte, entscheidend zu ihren Gunsten zu verändern.

Biologische Rhythmen

Früh ins Bett und früh heraus bewahrheitet sich besonders bei der chronischen Polyarthritis als gesundheitsfördernder Grundsatz. Wenn Sie die natürliche Aktivitäts-Phase von Apana-Vata, dem Ausscheidungsprinzip in unserem Organismus, nutzen (siehe Seite 30), werden Sie eine spürbare Erleichterung Ihrer Gelenkbeschwerden und vor allem der Morgensteifigkeit erfahren. Die beste Zeit aufzustehen ist eine Stunde vor Sonnenaufgang – das ist im Winter vor sechs Uhr. Im Sommer lassen Sie sich von den ersten Sonnenstrahlen des erwachenden Tages wecken. Sie werden durch mehr Frische während des Tages, bessere Gelenkigkeit und allgemein verbessertes Wohlbefinden belohnt. Befolgen Sie dann die ayurvedische Morgenroutine: Trinken Sie als Erstes ein Glas raumtemperiertes Wasser, alternativ oder zusätzlich ein Glas Zitronen-Honigwasser. Das reinigt, erfrischt und hilft die Morgensteifigkeit schneller zu beseitigen. Außerdem regt es den Stuhlreflex an. Dadurch bringen Sie angesammeltes Ama in Bewegung und regen den Ausscheidungsstoffwechsel an. Reinigen Sie anschließend Ihre Zähne und Zunge und spülen Sie die Mundhöhle ein bis zwei Minuten mit gereiftem Sesamöl (siehe Seite 55).

Abhyanga

Äußerst wertvoll ist die ayurvedische Ölmassage (siehe Seite 55 ff.) mit ihren vielfältigen Wirkungen auf Stoffwechsel, Beweglichkeit, Muskelkraft und Toxinausleitung. Nehmen Sie sich dafür ausreichend Zeit. Genießen Sie diese Anwendung, sie bringt Ihnen großen Gewinn, körperlich und seelisch. Sie kräftigen damit außerdem Ihre Handmuskeln, die durch Schwellungen der Finger- und Handgelenke zum Schwund neigen. Am besten eignen sich medizinierte Heilkräuteröle für das Abhyanga. Ein allgemein für entzündliche Gelenkkrankheiten empfehlenswertes Öl ist MA 299. Man kann es mit gereiftem Sesamöl verdünnen oder pur anwenden.

Ein Brennnesselbad lindert

Nach wissenschaftlichen Untersuchungen haben sich Brennnesselblätter bei entzündlichen Gelenkerkrankungen als schmerzstillend erwiesen und die Beweglichkeit der Rheumakranken verbessert. Da Brennnesselblätter Bioflavonoide – wirksame Radikalfänger – enthalten, wirken sie in konzentrierter Form aufgenommen Entzündungsprozessen in den Gelenken entgegen. In Brennnesseln finden sich außerdem phenolische Carbonsäuren, die der Salicylsäure und anderen entzündungs- und schmerzhemmenden Rheumamedikamenten in ihrer chemischen Struktur gleichen.

Ein Brennnessel-Vollbad wirkt schmerzberuhigend, lindert die Entzündung und kann helfen, die Beweglichkeit in den Gelenken zu verbessern. Zerhacken Sie für die Herstellung eines Badezusatzes frisch gepflückte Brennnesseln und weichen Sie diese in einem Kübel mit kaltem Wasser über Nacht ein. Der so genannte Kaltauszug wird inklusive den Brennnesseln einem warmen Vollbad hinzugegeben. Nehmen Sie solch ein Bad täglich für etwa 20 Minuten.

> Nach neueren wissenschaftlichen Untersuchungen wirken Brennnesselblätter bei entzündlichen Gelenkerkrankungen schmerzstillend und verbessern die Beweglichkeit der Rheumakranken.

Richtige Ernährung ist besonders wichtig

Individuelle ayurvedische Ernährungsrichtlinien, die auf Ihre besondere gesundheitliche Situation, Ihren Typ und Ihren Lebensstil abgestimmt sind, sollten von einem Ayurveda-Arzt gegeben werden. Aber bereits mit den in diesem Buch dargestellten Empfehlungen können Sie im Hinblick auf

Ihre Gesundheit sehr viel erreichen. Halten Sie sich vor allem an die Regel, abends kein tierisches Eiweiß zu sich zu nehmen, verzichten Sie auf koffeinhaltige Getränke, auf Kartoffeln und andere Nachtschattengewächse (vor allem auf Tomaten) und trinken Sie vorschriftsmäßig zubereitetes heißes Wasser. Auch eine der Fastenkuren, wie auf Seite 43 f. vorgestellt, können Sie in Erwägung ziehen – diese sollte allerdings mit Ihrem behandelnden Arzt abgestimmt werden.

Tees gegen Rheuma

Durch Heilkräutertees lassen sich Beschwerden und Entzündungen bei Rheuma mildern, denn viele Heilkräuter wie die Brennnessel oder die Weidenrinde enthalten schmerzstillende, entzündungshemmende Naturstoffe. Für entzündliche Rheumakrankheiten wurde im Maharishi Ayur-Veda aus Heilkräutern eine wirksame Teemischung zusammengestellt, von der Sie mehrmals täglich eine Tasse trinken sollten. Bei Schmerzen trinken Sie zusätzlich mehrmals täglich eine Tasse Vata-Tee. Sind die Gelenke heiß und wärmeempfindlich, dann kühlt Pitta-Tee die Hitze der Entzündung. Kapha-Tee eignet sich besonders morgens, um die Morgensteifigkeit und Ama zu beseitigen. Wenn Sie sich nicht sicher sind, welcher der drei Dosha-Tees nun gerade richtig ist, dann lassen Sie sich einfach vom Geruch und Geschmack leiten. Das am meisten gestörte Dosha verlangt nach einem wohltuenden Ausgleich, so dass Ihnen der Tee am besten schmeckt, der gerade am geeignetsten ist.

Transzendentale Meditation (TM)

Seelische Entspannung, tiefe körperlich-geistige Ruhe und die Erfahrung von innerem Glück sind wichtige Voraussetzungen für eine Heilung. Die TM (siehe Seite 47 ff.) wird von vielen Menschen, die an chronischen Gelenkentzündungen erkrankt sind, als eine der wertvollsten Hilfen beschrie-

QUARKAUFLAGEN

Sind Gelenke akut entzündlich geschwollen, heiß und wärmeempfindlich, verschafft eine Quarkauflage Linderung. Dazu verwenden Sie frischen Speisequark, den Sie direkt auf das Gelenk legen und erneuern, sobald er sich erwärmt hat und bevor er auszutrocknen beginnt.

ben. Sie führt anstrengungslos zu tiefer Entspannung, unterstützt die Selbstheilungskräfte, baut wirksam freie Radikale ab, verbessert das Immunsystem und lindert Schmerz. In den schwierigsten Zeiten des Rheumakranken, etwa bei einem akuten Entzündungsschub, gibt diese Meditationstechnik erfahrungsgemäß Mut, Optimismus und seelischen Rückhalt.

Yoga

Sanfte und gelenkschonende Yoga-Übungen unterstützen die oft erforderliche Krankengymnastik bei Gelenkversteifungen und Muskelschwund. Körperstellungen, die entzündete Gelenke oder Wirbelsäulenabschnitte belasten, müssen Sie dabei meiden. Einfache Yoga-Übungen finden Sie in dem Buch „Ayurveda für jeden Tag" (siehe Seite 161), Informationen zu speziellen Yoga-Programmen bei den auf Seite 159 ff. aufgeführten Adressen.

Tanz und Musik

Vor allem Patientinnen – meistens sind es Frauen, die an chronischer Polyarthritis leiden – haben häufig viel Freude an Musik, Tanz und Bewegung. Beschwingte Melodien haben offensichtlich eine befreiende Wirkung auf die Persönlichkeit und setzen Energien frei, mit deren Hilfe die schmerzbedingten Bewegungseinschränkungen durch Gelenkentzündungen verbessert oder überwunden werden können. Dies zeigt ein eindrucksvolles Fallbeispiel einer etwa 60-jährigen Frau, die an sehr schwerer, weit fortgeschrittener Polyarthritis litt. Befallen waren fast alle Extremitätengelenke und eine besondere Behinderung bestand durch schwergradig deformierte Füße als Folge der rheumatischen Entzündung. Auch die Beweglichkeit der Schulter war erheblich eingeschränkt. Die Frau musste neben einer Therapie in Form von Goldinjektionen geringe Dosen von Kortison sowie größere Mengen von entzündungshemmenden und schmerzstillenden Antirheumatika einnehmen. Erstaunlich war, dass sie sich trotz ihrer ganz offensichtlichen Behinderungen beim Tanzen geschickt und schwungvoll bewegen konnte und man ihr die schwere Rheumaerkrankung dann kaum ansah. Die 60-Jährige verspürte beim Tanz offenbar kaum Beschwerden, während ihr sonst schon die einfachsten Bewegungen erhebliche Schmerzen zufügten. Auch am Tag nach solchen Ver-

> Eine hervorragende Möglichkeit, die Gelenkbeweglichkeit an den Händen zu verbessern, ist das Spielen eines Musikinstruments.

anstaltungen musste sie ihr Tanzvergnügen nicht durch vermehrte Gelenkbeschwerden büßen. Obwohl sie ihre vom Rheuma erheblich gezeichneten Gelenke weit mehr beanspruchte, als ihr dies sonst möglich war, schien es dann im Gegenteil so zu sein, dass sie auch am nächsten Tag noch beschwingter, beweglicher und mit mehr Lebensfreude ans Werk ging.

Dieses Beispiel zeigt, wie durch Musik Gefühle von Freude und Beschwingtheit belebt und dadurch Heilenergien in ungeahntem Maße freigesetzt werden können. Daher ist es empfehlenswert, diesem Beispiel in vernünftigem und medizinisch vertretbarem Rahmen zu folgen.

Vedische Musiktherapie
In der vedischen Heiltradition war Musik seit Urzeiten ein unersetzbares Medium für Gesundheit, Glück und langes Leben, umgesetzt in den Klängen von Instrumenten, Gesang und Tanz, den drei Ausdrucksvariationen von Gandharva-Veda-Musik (Auskünfte über CDs und Kassetten siehe Seite 161). Die besondere Heilwirkung dieser Musik sollten Sie mit geschlossenen Augen bewusst hörend erleben.

Eine Besonderheit dieser Musikgattung ist, dass die so genannten Ragas jeweils für bestimmte Tageszeiten komponiert werden, den Sandhis, die alle drei Stunden wechseln. Das müssen Sie bei der Wahl entsprechender Kompositionen beachten, denn die Musik sollte nur während dieser Zeiten gespielt werden. Eine besonders gute Zeit bei chronischer Polyarthritis ist der Morgen von vier bis sieben Uhr oder von sieben bis zehn Uhr.

■ Morbus Bechterew

Morbus Bechterew ist eine Erkrankung, die sich mit ersten Krankheitszeichen oft schon in jungen Jahren bemerkbar macht und zu siebzig bis neunzig Prozent Männer befällt. Bei einem 25-jährigen, sportlichen und blühend aussehenden jungen Mann etwa, der jede Nacht an tief sitzenden Kreuzschmerzen leidet, müsste man als Erstes an diese Krankheit denken. Da sich die Beschwerden aber typischerweise nach dem Aufstehen und nach Bewegung bessern, mag er seine Symptome lange ignorieren und eher für die Folge einer schlechten Liegestätte oder zu ausgedehnter sportlicher Aktivitäten halten. Erhellung bringt der Gang zum Arzt, der eine Blutuntersuchung veranlasst. Denn obwohl die moderne Rheumatologie die eigentliche Ursache dieser chronisch-entzündlichen Wirbelsäulen- und Gelenkerkrankung bisher nicht kennt, gibt es doch zuverlässige Erkennungszeichen. Bekannt ist ein genetischer Zusammenhang der Erkrankung mit dem Blutgruppenmerkmal HLA B 27. Es kann durch eine Blutuntersuchung in über 90 Prozent der Fälle nachgewiesen werden. Die Blutsenkungsgeschwindigkeit, die üblicherweise immer ein Maß für die Entzündungsaktivität im Körper ist, ist dagegen oft nur mäßig erhöht oder kann sogar ganz unauffällig sein.

Ein wichtiges Unterscheidungsmerkmal zur chronischen Polyarthritis ist, dass bei Morbus Bechterew vor allem anfangs viele Anzeichen für eine rheumatische Entzündung fehlen.

Neben den charakteristischen Kreuzschmerzen, die in die Leistengegend ausstrahlen oder auch mehr an der Brustwirbelsäule auftreten können, können auch Fersenschmerzen durch eine Knochenhaut- und Bindegewebsentzündung am Fersenbein vorkommen. Manche Patienten leiden zudem an einer Regenbogenhautentzündung des Auges (Iritis). Der typische Kreuzschmerz ist der Beginn einer Entzündung der Kreuzdarmbeingelenke. Später entzünden sich auch die Wirbel- oder einzelne Körpergelenke. Die Erkrankung kann über Jahre, auch in Schüben, verlaufen und führt unbehandelt zur knöchernen Versteifung des Rückens.

Ayurvedische Diagnose

Die ayurvedische Diagnose stützt sich auch bei dieser Erkrankung auf die Qualitäten der Doshas, Subdoshas und der Dhatus, ayurvedischer Gewebetypen. Fast regelmäßig haben diese Patienten einen ordentlichen Schuss Pitta in ihrer Konstitution. Immer sind die Zeichen von Ama bei schwachem oder gestörtem Agni zu finden, und die Doshas, vor allem Vata und Pitta, haben sich in den Dhatus angesammelt und dort bereits mehr oder minder fest strukturiert. Die Krankheit spricht außergewöhnlich gut auf ayurvedische Behandlungen, vor allem auf Pancha Karma, Diät, Bewegungstherapie und ayurvedische Pflanzenmischungen an.

Pancha Karma

Pancha Karma ist hier eine der wertvollsten Therapieansätze des Maharishi Ayur-Veda. Wichtig ist dabei eine gute Vorbereitung der einzelnen Behandlungsschritte durch eine spezielle Ernährung, die der Ayurveda-Arzt individuell verordnet. Er muss dabei vor allem auf die besonderen körperli-

Ayurvedische Ernährung, Pflanzenmischungen und eine Heißwasser-Trinkkur können entscheidend zur Besserung von Morbus Bechterew beitragen.

chen und psychischen Gegebenheiten des Patienten, die Phase seiner Erkrankung, die Entzündungsaktivität und Lebensgewohnheiten eingehen. Patienten die an Morbus Bechterew erkrankt sind, neigen häufig zu Diätfehlern, wenngleich sie durchaus bereit sind, sich an bestimmte Regeln zu halten. Ihre Pitta-Ama-Störung verleitet sie aber doch immer wieder zu Fehlgriffen und, vor allem wenn es ihnen besser geht, dazu, zu alten Gewohnheiten zurückzukehren. Heilungsbegünstigend ist allerdings ihre meist optimistische Lebenshaltung, die gesunde Motivation für Umgestaltung und Heilung.

Ama abbauen

Auch diese Erkrankung unterliegt dem mächtigen Einfluss freier Radikale und kann durch Ernährungsumstellung, vor allem durch lacto-vegetabile Kost, erheblich gebessert werden. Betroffene sollten heißes Wasser trinken (siehe Seite 54), auf Zwischenmahlzeiten verzichten, abends kein tierisches Eiweiß essen und die weiteren Empfehlungen zum Abbau von Ama (siehe Seite 43 f.) beachten.

Ein Fallbeispiel: Johann M. war mit seinen 31 Jahren bereits ein chronischer Rheumapatient – die Zeichen der Bechterew-Krankheit waren klassisch und von einer Rheumaklinik diagnostiziert. Seit einem Jahr litt er vor allem an einer schmerzhaften Entzündung am Fersenbein und an Schwellungen der Handgelenke. Er nahm deshalb starke Rheumamittel und erhielt einmal in der Woche eine Goldinjektion, doch seine Beschwerden und die Blutbildveränderungen konnten damit nicht gebessert werden – im Gegenteil, die Krankheit schritt langsam, aber unaufhaltsam fort.

Bei der ganzheitlichen ayurvedischen Beurteilung seiner Krankheit zeigte die Lebensgeschichte von Johann M. keine einschneidenden Ereignisse, die sich als Auslöser seines Krankseins aufgedrängt hätten. Durch die körperliche Untersuchung und vor allem durch die ayurvedische Pulsdiagnose ergaben sich aber unübersehbare Anzeichen für die Ansammlung von Ama und eine tief sitzende Störung bei Apana-Vata (siehe Seite 30).

Um sein Agni zu stärken und das Ama auszuleiten, musste der Patient genaue Diätvorschriften beachten, die auf seine Natur und seine damalige körperliche und geistige Verfassung abgestimmt waren. Vor allem sollte er eine leicht verdauliche vegetarische Kost einhalten, auf Zwischenmahlzeiten verzichten, abends tierisches Eiweiß weglassen und die Heißwasser-Trinkkur strikt durchführen. Zusätzlich wurden ihm zwei ayurvedische Pflanzenmischungen (MA 130 und MA 154) zur Stärkung des Vedauungsstoffwechsels und gegen die rheumatischen Entzündungen verordnet.

Von Beginn der ayurvedischen Therapie an fühlte sich Johann M. zunehmend besser. Die Schmerzen ließen deutlich nach und die Schwellungen der verschiedenen Gelenke nahmen ab. Er fühlte sich weniger müde, sein Allgemeinbefinden wurde besser und er war unternehmungslustiger und optimistischer. Er verlor, ein erfreulicher Nebeneffekt, etwa zwei bis drei Kilogramm an Gewicht, schlief wieder viel besser und erfreute sich eines kräftigen Appetits. Schon nach ein paar Wochen konnten die schulmedizinisch verordneten Medikamente reduziert werden. Mit Beginn der ayurvedischen Therapie hatte sich nicht nur das subjektive Befinden des Patienten erstaunlich gebessert, sondern auch die Blutwerte hatten sich innerhalb von drei Monaten normalisiert. Alle rheumatischen Entzündungen heilten in der Folgezeit vollständig aus.

Das Reiter-Syndrom

Beim so genannten Reiter-Syndrom konzentriert sich ein akut aufflackernder Kampf von Entzündungsstoffen und freien Radikalen gegen die Abwehrfront des Körpers an drei Brennpunkten: Der Synovia von Gelenken, den Schleimhäuten der Harn- und Genitalorgane und der Binde- und Regenbogenhaut am Auge. Entfacht wird dieses Entzündungsgeschehen durch Erreger, die sich im Magen-Darm-Trakt oder in den Unterleibs- und Harnorganen ausbreiten. Bei über 40 Prozent der Erkrankten findet man im Harnröhrenabstrich Chlamydien, die offenbar in das entzündliche Kampfgeschehen verwickelt sind. Auch hier sind vorwiegend Männer, vor allem jüngeren Alters, die Leidtragenden. Frauen erkranken zehn- bis zwanzigmal seltener an der zunächst akuten

Durch eine Ernährungsumstellung und ayurvedische Nahrungsergänzungen können wiederkehrende oder chronische Symptome des Reiter-Syndroms oft in wenigen Wochen zum Teil dauerhaft geheilt werden.

rheumatischen Krankheit, die über Wochen unterschwelliges Fieber, Fersenschmerzen, nächtliche tief sitzende Kreuzschmerzen und ein Brennen in der Harnröhre verursacht. Eine Bindehautreizung des Auges oder eine Entzündung der Regenbogenhaut gehören unter Umständen ebenso bereits am Anfang zu diesem Krankheitsbild wie Entzündungen der Gebärmutterschleimhaut und der Eierstöcke bei der Frau und eine Prostataentzündung beim Mann. Dennoch gewinnt die körpereigene Abwehr meistens diesen Kampf. Nach einigen Monaten klingen die Beschwerden bei über 90 Prozent der Patienten völlig ab. Bei einigen flackern die Entzündungen aber in größeren Zeitabständen immer wieder auf und werden schließlich chronisch.

Genetische Voraussetzungen

Auch für dieses eigentümliche Krankheitsgeschehen gibt es eine genetische Grundlage. Der Blutgruppenfaktor HLA B 27 ist bei 80 bis 90 Prozent der Betroffenen feststellbar. Offenbar schafft eine erbliche Veranlagung hier bestimmte Voraussetzungen für entzündliche Immunreaktionen auf Bakteriensubstanzen, die das Kampfgeschehen durch ihre permanente Anwesenheit herausfordern. Antibiotika-Behandlungen scheinen zwar die lebenden Keime abzutöten, aber den weiteren Verlauf der Reiter-Erkrankung nicht zu beeinflussen, so dass die Schulmedizin zu entzündungshemmenden Mitteln, unter Umständen auch kurzfristig zu Kortison greifen muss.

Agni stärken und Ama ausleiten

Die ayurvedische Therapie scheint erstaunliche Verbesserungen auch beim Reiter-Syndrom zu bringen, für das eine massive Ansammlung von Ama bei geschwächtem Agni und Pitta-Kapha-Störung typisch ist. Die Behandlungsempfehlungen sind, vor allem die Ernährung und Pancha Karma betreffend, ähnlich den anderen entzündlichen Rheumakrankheiten.

Ein Fallbeispiel: Eine 31-jährige Angestellte litt nicht nur an den typischen Symptomen Harnröhrenentzündung, Augenbindehautentzündung und Arthritis (in diesem Falle entzündlicher Schwellungen der beiden Achillessehnenansätze), sondern war außerdem ständig müde, vor allem morgens nach dem Essen, klagte zu dieser frühen Tageszeit über mangelnden Appetit, der tagsüber und abends in Heißhunger umschlug und den sie mit Süßigkeiten und deftigen Speisen zu befriedigen suchte. Einem großen Bedürfnis nachgebend schlief sie viel und lange und legte sich auch mittags regelmäßig hin. Die Haare fielen vermehrt aus und an den Fingernägeln bildeten sich auffallende Querrillen. Seit einigen Jahren hatte sie Nierensteine, die sich von Zeit zu Zeit schmerzhaft bemerkbar machten.

Aus ayurvedischer Sicht, bestärkt durch die Untersuchung von Körper und Puls, hatte sich bei der Frau eine gehörige Menge an Ama angesammelt, bei jahrelang gestörtem Verdauungssystem. Die einfache Therapie bestand aus einer Einleitung der Behandlung mit dreitägigem Fasten (Reissuppen), der Heißwasser-Trinkkur, der Regulierung der Nahrungsaufnahme (Beschränkung auf drei leicht verdauliche Mahlzeiten täglich) und ayurvedischen Nahrungsergänzungen (MA 130, MA 154).

Morbus Reiter ist wie Morbus Bechterew mit ayurvedischen Therapiekonzepten, vor allem mit Pancha Karma, außergewöhnlich erfolgreich therapierbar.

Die Patientin fühlte sich dadurch in den folgenden Wochen wesentlich besser, vitaler und „um den Magen herum" erleichtert. Sie wirkte allgemein frischer und fröhlicher. Der Haarausfall kam bald zum Stillstand, die Fersenschmerzen ließen deutlich nach und Harnwegsentzündungen traten nicht mehr auf. Auch die Nägel wuchsen bald wieder normal, also ohne Rillenbildung, nach. Die Augenbindehautentzündung trat anfangs noch gelegentlich, aber deutlich schwächer und kürzer auf. Auch das übertriebene Essverlangen gehörte schon nach wenigen Wochen der Vergangenheit an. Und vor allem besserten sich alle Laborwerte deutlich.

■ Arthritis bei Schuppenflechte

Bei der Schuppenflechte (Psoriasis) explodiert die Zellteilungsgeschwindigkeit in der Haut. Während die normale und gesunde Haut einen gigantischen Umsatz an Zellneubildung und Abstoßung hat und täglich hunderte Millionen neuer Zellen produziert, ist die Zellteilungsrate bei der Schuppenflechte noch tausendmal höher. Es bilden sich ganze Schichten von Zellen, die sich an bevorzugten Körperstellen ablagern. Vor allem an Ellbogen, Knien und Händen, oftmals weniger sichtbar am Haarboden oder am Bauch und Rücken werden ganze Zellverbände abgelagert, die zu typischen silberweißen, meist rot begrenzten Hauterscheinungen führen. Zusätzlich entzünden sich bei etwa drei bis fünf Prozent der Betroffenen auf ganz charakteristische Weise einzelne Gelenke. Häufig und typisch ist der Befall im „Strahl", das heißt, Grund-, Mittel- und Endgelenke eines Fingers oder einer Zehe schwellen dunkelrot und nahezu ineinander fließend an. Es entsteht der Eindruck der plumpen, so genannten „Wurstfinger" oder „Wurstzehen", die die Psoriasis-Arthritis kennzeichnen. Auch große Gelenke, das Knie oder ein Sprunggelenk können betroffen sein.

Die Schulmedizin kennt die genaue Ursache der Psoriasis nicht. Eine wichtige Rolle scheint aber ein gestörter Eiweißstoffwechsel zu spielen. Ist die Eiweißverdauung schwach, dann zerlegen die Bakterien der Darmflora Eiweißreste in giftige Substanzen, die Polyamine. Diese Stoffe gelangen vom Darm zur Haut und hemmen dort die Produktion eines Regulators der Zellteilungsaktivität, so dass sich die Hautzellen explosiv vermehren können. Bei Patienten mit Schuppenflechte sind die Polyamin-Werte durchweg erhöht.

Ayurvedische Therapie

Alle Empfehlungen zur Ernährung bei den entzündlichen rheumatischen Krankheiten wirken sich auch bei der Psoriasis-Arthritis sehr günstig aus. Führen Sie die Heißwasser-Trinkkur durch, beachten Sie konsequent die ayurvedischen Essensregeln, vor allem die strenge Vorschrift, abends auf tierisches Eiweiß zu verzichten.

Lassi für eine gesunde Darmflora, ärztlich verordnete Pachanas (Verdauungsmittel) und ayurvedische Kräutermischungen verbessern den Eiweißstoffwechsel. Ihr Ayurveda-Arzt kann Ihnen pflanzliche Mittel gegen die Psoriasis verordnen, die sich in vielen Fällen als sehr wirksam erwiesen haben. Von besonderer Bedeutung und sehr erfolgreich ist in diesem Fall auch Pancha Karma, das zu einer lang anhaltenden Besserung der Beschwerden führen kann.

▪ Gicht

Die Gicht ist heute eine wissenschaftlich sehr gut erforschte Stoffwechselkrankheit, die wie keine andere Rheumakrankheit mit dem Faktor Ernährung untrennbar verbunden ist. In Zeiten der Not gibt es keine Gicht. Nach dem Zweiten Weltkrieg war diese Erkrankung bei uns so gut wie unbekannt. Wo Über- und Fehlernährung Raum greifen, tritt sie häufiger auf. Heute kann man davon ausgehen, dass etwa drei Prozent aller Männer, die das 65. Lebensjahr erreichen, irgendwann in ihrem Leben einen akuten Gichtanfall erleiden. Die Wahrscheinlichkeit dafür ist so groß, weil die Gefahr eines akuten Gichtanfalls mit dem Harnsäurespiegel zusammenhängt und fast jeder vierte Mann einen erhöhten Harnsäurespiegel im Blut hat, drei- bis viermal häufiger als bei Frauen. Während der Harnsäurespiegel bei Frauen vor allem nach den Wechseljahren, also im fünften und sechsten Lebensjahrzehnt, ansteigt, sind Männer in ihrer Lebensmitte, im vierten Lebensjahrzehnt, am häufigsten betroffen.

Eine fettreiche Ernährung beeinflusst zwar nicht die Bildung von Harnsäure, hemmt aber deren Ausscheidung über die Niere und führt damit sekundär zum Anstieg der Harnsäure im Blutserum.

Ursachen und Ernährung

Die häufigste Ursache der Gicht ist eine angeborene Ausscheidungsstörung der Niere für Harnsäure, die zur Hyperurikämie, zur Anreicherung von Harnsäure im Blut, führt. Der Harnsäurespiegel wird vor allem durch drei Einflussgrößen bestimmt: der Eigensynthese (selten), der Bildung aus Nahrungspurinen (häufig) und der Ausscheidung durch Darm und Niere. Im Verdauungsstoffwechsel entsteht Harnsäure vorwiegend aus dem Abbau von Zellkernbestandteilen, den Purinen. Besonders purinreiche

> **VERMEIDEN SIE ALKOHOL!**
> Alkohol kann einen Gichtanfall auslösen. Dafür gibt es mehrere Gründe. Zum einen vermindern größere Alkoholmengen die Harnsäureausscheidung im Urin, zum anderen steigt nach Alkoholgenuss die Harnsäurebildung in der Leber, und schließlich enthalten alkoholische Getränke unter Umständen selbst hohe Purinmengen. Mit einem halben Liter Bier führt man sich bereits 75 Milligramm Harnsäure zu.

Nahrungsmittel sind tierische Proteine, also Fleisch, Wurst, vor allem Innereien, und in geringerem Maße auch Hülsenfrüchte.

Übergewicht und Fasten

Untersuchungen offenbaren: Jeder zweite Gichtkranke ist übergewichtig. Er erhöht seinen Harnsäurespiegel in erster Linie durch zu viel Essen, vor allem durch ein Übermaß an Nahrungspurinen. Nimmt er an Gewicht ab, weil er weniger und maßvoller isst und stark purinhaltige Nahrungsmittel meidet, dann verringert sich seine Harnsäure im Blutserum und ihre Ausscheidung durch die Niere erheblich. Aber Vorsicht! Totales Fasten kann einen Gichtanfall auslösen! Durch den Abbau von Körperfett wird die Nierenausscheidung gehemmt, so dass die Serum-Harnsäure steigt und der kritische Wert der Harnsäurelöslichkeit im Blut überschritten wird. Dadurch fällt die Harnsäure in Form von länglichen, spitzen Kristallen aus, was sich in einem Gelenk schmerzhaft zu erkennen gibt.

Richtige Ernährung – die Basis der Gichttherapie

Die moderne Medizin hat Medikamente für die Langzeitbehandlung der Hyperurikämie entwickelt, die entweder die Bildung der Harnsäure im Stoffwechsel hemmen oder deren Ausscheidung durch die Nieren erhöhen. Die Basis der Gichttherapie liegt aber nach wie vor in einer purinarmen Ernährung. Es besteht Einigkeit darüber, dass eine konsequent eingehaltene Diät die Therapie mit Arzneimitteln, die nicht ohne Nebenwirkungsrisiken ist, entweder überflüssig macht oder Medikamente einsparen hilft.

Stadien der Hyperurikämie

Die moderne Medizin unterscheidet vier Stadien dieser Stoffwechselerkrankung:

- Das erste Stadium, ein erhöhter Harnsäurespiegel im Blut, verursacht über einen langen Zeitraum keine körperlichen Beschwerden.
- Im zweiten Stadium kommt es zum akuten Gichtanfall, bei dem ein oder mehrere Gelenke innerhalb kurzer Zeit – oft innerhalb von zwei bis drei Stunden und häufig nachts – mit starken Schmerzen einhergehend anschwellen. In 50 Prozent aller Fälle ist das Grundgelenk der großen Zehe betroffen. Die Gelenkentzündung wird häufig von Allgemeinsymptomen wie Schüttelfrost, Krankheitsgefühl, Appetitlo-

sigkeit, Übelkeit oder schnellem Herzschlag begleitet. Auslöser für den akuten Gichtanfall können überreichliches, fettes Essen, Alkoholexzesse, übermäßige körperliche Anstrengungen, akute Infekte, operative Eingriffe und seelische wie körperliche Traumen sein. Ein Anfall kann sich durch Vorzeichen ankündigen. Der Kranke ist auffallend schlaflos, klagt über Verdauungsbeschwerden, muss nachts häufiger Wasser lassen, empfindet allgemeine Muskelschmerzen und leidet an allgemeinem Unwohlsein.
- Drittes Stadium der Gichterkrankung ist eine anfallsfreie, so genannte interkurrente Phase, in der der Harnsäurespiegel permanent erhöht ist, Gichtanfälle nicht auftreten und Harnsäure sich in Gelenken und Körpergeweben zunehmend ablagert.
- Bei der chronischen Gicht, dem vierten Stadium, kennzeichnen Gichttophi, knötchenartige Harnsäureablagerungen im Bereich von Gelenken und Sehnen, das Erscheinungsbild. Im Rahmen dieser Stoffwechselstörung kann es über die Gelenkerkrankung hinaus zu ernsthaften gesundheitlichen Störungen, vor allem zu einer „Gichtniere", kommen.

Harnsteine und Urin-pH

Bei vermehrter Harnsäureausscheidung entstehen häufig Harnsteine, die in Nierenbecken, Harnleiter oder Blase sitzen. Die Steinbildung hängt vom pH-Wert, dem Säure-Basen-Gehalt, des Urins ab, der durch die Art der Nahrungsmittel und ihre Zubereitung bestimmt wird. Ein pH-Wert von 6,4 bis 6,7 wird als optimal erachtet, um die Bildung von Harnsteinen zu verhindern. Durch eine basenreiche Kost, schmackhaft und nach den Regeln der ayurvedischen Kochkunst zubereitet, ist dies auf natürliche Weise erreichbar.

Ernährungsempfehlungen

Vor dem Hintergrund dieser Zusammenhänge um die Entstehung der Gicht sollten Sie die heute von jedem Arzt akzeptierten Ernährungsempfehlungen zur Vorbeugung und Behandlung beachten:
- Streichen Sie stark purinhaltige Nahrungsmittel, vor allem Fleisch, aus Ihrem Speiseplan oder reduzieren Sie diese auf ein verträgliches Maß.

Verboten sind Innereien wie Leber, Bries und Herz, einige Fischsorten und Krustentiere (Salzheringe und Hummer).
- Essen Sie Hülsenfrüchte (Erbsen, weiße Bohnen, Linsen) sowie Kohl, Rosenkohl, Spargel und Spinat nur in kleinen Mengen.
- Vermeiden Sie alkoholische Getränke!
- Bevorzugen Sie eine alkalisierende Ernährungsform aus Milch und Milchprodukten, Gemüse, pflanzlichen Ölen, Obst und Getreideprodukten.

Je höher der Harnsäurespiegel ist, umso strenger müssen diese Regeln eingehalten werden.

Die Gicht aus ayurvedischer Sicht

Die Gicht wird im Ayurveda als Vata Rakta bezeichnet – eine Krankheit, die im Blut liegt und an der Vata beteiligt ist. Als Hauptursachen werden auch in den alten ayurvedischen Texten die Ernährung, das Verhalten, aber auch das seelische Erleben des Patienten und seine konstitutionelle Veranlagung angegeben.

Pitta und Kapha bei Gicht

Die Anlage zur Hyperurikämie kennzeichnet vor allem Persönlichkeiten, die eine starke Pitta-Kapha-Konstitution aufweisen. Das sind oft gut genährte, kräftig durchblutete Menschen, die entsprechend der Dominanz dieser beiden Doshas ganz charakteristische Eigenheiten und Wesenszüge sowie Verhaltensmerkmale aufweisen.

Der Kapha-Mensch mag gerne und gut essen, liebt das opulente Mahl und erlebt Sinnesfreuden häufig und bevorzugt über Geruch und Gaumen.

Vor allem Pitta-Kapha-Personen neigen zur Gicht. Sie sollten Ihre Selbstwahrnehmung beim Essen und Ihre Lebensweise besonders schulen.

Sein Körper ist stärker und kräftiger gebaut als der von Vata- oder Pitta-Menschen, er verlangt deshalb mehr nach gehaltvoller Nahrung als diese. Entsprechend gelüstet es ihn nach süßen und schweren Speisen, und er greift durchaus auch einmal zu Saurem und Salzigem, was seinen Appetit stimuliert. Normalerweise hat ein ausgewogener Kapha-Typ trotz seines gesunden Essverlangens ein gesundes Essempfinden, das ihn davor schützt, sich zu überessen. Er kann sogar gut fasten und gelegentlich eine Mahlzeit auslassen. Wenn diese Selbstwahrnehmung, der Selbstrückbezug, allerdings nicht mehr vorhanden ist, dann neigt Kapha zur Gewichtszunahme, da er seinem von Natur aus etwas trägeren Stoffwechsel zu viel und zu schwere Nahrung zumutet.

Pitta-Menschen lieben, wenn sie positiv motiviert sind, das Leben, die Geselligkeit, wollen gestalten und haben im ausgewogenen Zustand ein gesundes und kräftiges Verdauungsfeuer, das ihnen lange Zeit erlaubt, auch relativ ungesunde Dinge zu sich zu nehmen. Wenn Pitta aus dem Gleichgewicht geraten ist, dann neigen diese Menschen oft zu unkontrolliertem Essen und greifen zu viel und zu häufig zu Genussmitteln, die das bereits verstärkte Pitta-Feuer noch mehr entfachen. Sie tun dann gerade das, was ihnen am meisten schadet: Sie trinken Alkohol, gehen regelmäßig zu spät ins Bett und essen zu viel scharfes, salziges und intensiv gewürztes Essen, vor allem scharfe Fleisch- und Wurstgerichte.

> Wer an Gicht leidet, tut gut daran, die positiven Seiten von Pitta und Kapha anzustreben und sich vor deren Entgleisungen zu hüten.

Wer an Gicht leidet, sollte die positiven Seiten beider Doshas anstreben und sich vor Entgleisungen hüten. Was die Ernährung betrifft, so empfiehlt der Maharishi Ayur-Veda eine allmähliche Umstellung. Reduzieren Sie, wenn Sie Fleischesser sind, zuerst die roten Fleischarten, und bevorzugen Sie Geflügel. Nach und nach können Sie dann die leicht verdaulichen und bekömmlichen vegetarischen Speisen der ayurvedischen Küche integrieren.

Keine Angst vor vegetarischer Kost

Männer sind einer vegetarischen Kost im Allgemeinen weitaus weniger zugetan als Frauen. Bemerkenswerterweise gilt das allerdings nicht für die ayurvedische Küche! Durch die Verwendung der vielfältigen Gewürze und Kräuter ist die ayurvedische Küche nicht nur gesund, vollwertig und bekömmlich, sie ist auch außergewöhnlich schmackhaft. Süß-scharfe Chutneys, aromatisch zubereiteter Basmatireis, appetitanregend gewürzte Gemüse, Dhals, verschiedenartige Lassis, fruchtige Desserts und knusprige Brotbeilagen begeistern Männer und Frauen gleichermaßen.

Um den Eiweißbedarf zu decken, eignen sich Milch und Milchprodukte. Bei Käse ist allerdings Zurückhaltung geboten – nicht nur wegen des etwas höheren Puringehaltes, sondern vor allem wegen seiner relativ schweren Verdaulichkeit, die aus ayurvedischer Sicht häufig zu Ama und Stoffwechselbelastungen führt. Leichtere Käsearten sind Frischkäse, Hüttenkäse oder Mozarella.

Trinken Sie regelmäßig zu oder nach der Mittagsmahlzeit ein Lassi, das Sie mit Eiweiß, Mineralstoffen, Spurenelementen und wertvollen Vitaminen versorgt und das dem Gichtkranken wegen seiner Pitta-ausgleichenden Eigenschaften besonders ans Herz zu legen ist.

Nicht zuletzt durch die Verwendung von guten Gewürzen und Kräutern ist die ayurvedische Küche gesund, bekömmlich und außergewöhnlich schmackhaft.

Meditation und Selbstrückbezug

Die Erfahrung von innerem Glück ist eine der wichtigsten Voraussetzungen, die richtigen Entscheidungen im Leben zu treffen. Unser Denken, Handeln und Fühlen, unsere Neigungen und Wünsche werden entscheidend geformt durch innere Ausgewogenheit und Klarheit des Bewusstseins. Wenn das Tagesbewusstsein überschattet ist von Eindrücken und Erfahrungen, ist es schwer, die feinen Impulse des Herzens wahrzunehmen, die einem in sich ruhenden Menschen Führung und Geleit bedeuten. Ruhe, Entspannung, ein gesunder Lebensrhythmus mit sinnvollen Pausen und Phasen dynamischer Aktivität sind zweifelsohne wichtige Voraussetzungen für eine gesunde Lebensweise und das richtige Gespür für das, was unser Organismus benötigt. Dies gilt vor allem im Bereich der Ernährung. Verschiedene wissenschaftliche Untersuchungen zeigen, dass die regelmäßige Ausübung der Transzendentalen Meditation zu einer deutlichen Verbesserung der Lebensqualität und des Gesundheitsverhaltens führt.

Heißwasser-Trinkkur

Wie für alle Patienten mit rheumatischen Krankheiten ist die Heißwasser-Trinkkur auch bei der Gicht besonders zu empfehlen. Das schluckweise Trinken des vorschriftsmäßig abgekochten Wassers regt die Urinausscheidung an, reguliert Verdauungsvorgänge, hilft überflüssige Salze und Säuren auszuscheiden, hilft an Gewicht abzunehmen und fördert Leistungsfähigkeit und Wohlbefinden. Die Heißwasser-Trinkkur ist eine der wertvollsten und zugleich einfachsten Maßnahmen, die Sie durchführen können, wenn Ihr Harnsäurewert erhöht ist, Sie an Übergewicht leiden oder bereits an Gicht erkrankt sind. Sie wird Ihnen helfen, die einfachen ayurvedischen Ernährungsregeln einzuhalten. Vor allem nimmt sie unge-

sunden Zwischenappetit weg, so dass man sich mit drei ausgewogenen
Mahlzeiten fit und leistungsfähig fühlt. Das heiße Wasser verbessert auch
den Geschmackssinn der Zunge, so dass Sie ein besseres Gespür für die
wichtigen Nahrungsmittel haben. Ihre innere Intelligenz, ausgedrückt im
Spiel der Doshas, gibt Ihnen die richtige Information über die richtige Wahl
von Nahrungsmitteln. Diese Wahrnehmung nach innen zu verbessern ist
daher ein wichtiges Anliegen.

Pancha Karma

Pancha Karma ist eine der wertvollsten Therapien sowohl für die Vorbeugung als auch für die Behandlung einer Gicht. Regelmäßig ist nach Pancha Karma eine erhebliche Abnahme des Harnsäurewertes im Blutserum festzustellen. Der Harnsäurespiegel konnte in einigen Fällen selbst bei Patienten, bei denen er nur unter medikamentöser Therapie einigermaßen in den Griff zu bekommen war, durch Pancha Karma über Monate anhaltend so weit gesenkt werden, dass die Arzneimittel abgesetzt werden konnten. Ein Grund für diese Erfolge ist sicherlich die spezielle Diät, die die Patienten bereits im Vorfeld, noch vor den eigentlichen Behandlungen, einhalten müssen. Die Therapien selbst scheinen aber einen ganz entscheidenden zusätzlichen Effekt zu bringen. Offensichtlich kommt es durch die besonderen Reinigungs- und Ausleitungsmethoden des Pancha Karma zu einer Entleerung des Harnsäurepools im Körper. Unterstützt wird diese Heilmaßnahme durch ein umfassendes Gesundheitsvorsorgeprogramm, das den Patienten mitgegeben wird. Das sind vor allem die Schulungen und ärztlichen Gespräche während Pancha Karma und die abschließenden Empfehlungen und Richtlinien für das Leben zu Hause. Ärztliche Erfahrungen zeigen, dass Patienten, die eine Pancha-Karma-Therapie mitgemacht haben, ein wesentlich verbessertes Empfinden für gesunde Lebens- und Ernährungsweisen haben und einen Großteil der gegebenen Richtlinien im täglichen Leben gerne einhalten, da sie sich dadurch wohler, zufriedener und leistungsfähiger fühlen. Durch das Verständnis ayurvedischer Konzepte, wie etwa des Regulationssystems der Doshas, lernen sie außerdem besser mit sich und ih-

> **Bei fortgeschrittenen und schweren Krankheitsfällen besteht die Möglichkeit einer Pancha-Karma-Behandlung in einem speziell für chronische Krankheiten eingerichteten Behandlungszentrum der Maharishi Vedic University.**

rer Gesundheit umzugehen. Sie können Fehlverhalten und daraus resultierende Befindlichkeitsstörungen oder Krankheitssymptome rascher erkennen, einordnen und durch entsprechendes Verhalten ausgleichen.

Amrit Kalash und MA 631

Da freie Radikale bei der Gicht eine große Rolle spielen, ist hier Amrit Kalash zu deren Neutralisierung empfohlen. MA 4, die Pastenform, ist vorzugsweise dann geeignet, wenn Sie ein gutes Verdauungssystem haben und nicht an Übergewicht leiden. Sie können dann zwei Teelöffel dieses Fruchtmuses zusammen mit einem Schluck Milch einnehmen. Positiver Nebeneffekt: MA 4 gibt Ihnen bereits wenige Minuten nach der Einnahme Frische, Energie und neue Leistungsfähigkeit. Für übergewichtige Personen, bei denen das Verdauungsfeuer nicht richtig arbeitet, empfiehlt sich MA 5. Das sind Kräutertabletten, die morgens und abends eine halbe Stunde vor dem Essen nüchtern eingenommen werden sollten. Bei akuten Krankheitszuständen kann die Pflanzenmischung auch häufiger angewendet werden. Ein weiterer sehr guter Radikalfänger ist MA 631 – eine pflanzliche Mixtur, die das Gewebe reinigt, entgiftet und regeneriert. Außerdem trägt sie dazu bei, dass überschüssige Säuren und andere Stoffwechselnebenprodukte rascher abgebaut und ausgeleitet werden. Darüber hinaus gibt es im Ayurveda spezielle pflanzliche Mittel gegen Gicht, die ärztlich verordnet werden können.

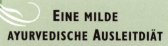

EINE MILDE AYURVEDISCHE AUSLEITDIÄT

Wenn Sie Ihren Stoffwechsel auf sanfte und angenehme Art entlasten und den Harnsäurespiegel wirksam verringern möchten, dann empfiehlt sich die auf Seite 43 f. beschriebene Zehn-Tage-Ama-Diät. Sprechen Sie vor der Anwendung dieser Fastenmaßnahme aber mit einem Arzt.

Unser Rücken – Schutzschild und Ort der Gefühle

Rückenbeschwerden sind eines der häufigsten Leiden in der Praxis des Arztes. Schätzungen zufolge leiden in unserer Bevölkerung 90 Prozent aller über Fünfzigjährigen in irgendeiner Form an Rückenschmerzen. In der Tat ist der Rücken auch jener Bereich, der besonderen körperlichen und seelischen Belastungen standhalten muss. Er ist Projektionsort unserer Gefühle und Emotionen und dient als körperlicher und psychischer Schutzschild. Werden wir angegriffen, so schützen wir uns instinktiv, indem wir die offenbar verletzlichere Vorderseite unseres Körpers mit den Armen überkreuzt bedecken und dem Angreifer den Rücken zuwenden. Diese Schutzhaltung nehmen wir symbolisch in vielen Situationen ein, wenn wir uns „angegriffen" fühlen. Wir gehen gebeugt, wenn die Last auf unseren Schultern zu groß ist, wir wehren uns, wenn zu viele Schwierigkeiten im täglichen Miteinander „auf unserem eigenen Rücken" ausgetragen werden, oder wir „wenden jemandem den Rücken zu", wenn wir uns von ihm abwenden. Bedenken wir in diesem Zusammenhang auch, dass es Menschen gibt, denen aus welchen Gründen auch immer „die Angst im Nacken steckt" oder die aufgrund von Entmutigung oder als Folge der Last ihrer Sorgen gekrümmt durchs Leben gehen oder denen das Leben zu einem „Kreuz" geworden ist.

Der Rücken ist also auch ein Projektionsort für vielfältige seelische Gefühle. Es verwundert daher nicht, dass der Rücken in der spannungsreichen Zeit, in der wir heute leben, zu einem besonderen Spannungsfeld geworden ist. Die Behandlung von Rückenbeschwerden muss daher das Element der Entspannung mit einschließen.

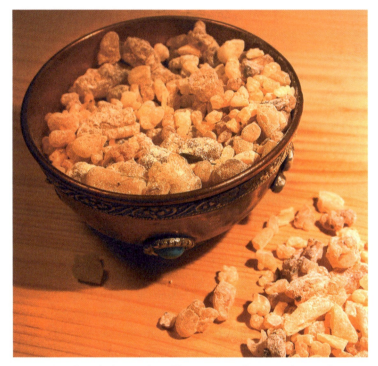

9: Das Harz des indischen Weihrauchbaumes (Boswellia serrata) birgt große Heilkräfte. Unter anderem wirken die darin enthaltenen Boswellia-Säuren stark entzündungshemmend. Der indische Weihrauch wird daher in ayurvedischen Präparaten erfolgreich gegen Rheumakrankheiten eingesetzt.

■ Nackenschmerzen

Nackenverspannungen sind ein häufiges Beschwerdebild in der Praxis des Arztes. Sie können unterschiedliche Formen und Ausmaße annehmen, von Kopfschmerzen oder Schwindel begleitet sein oder auch in die Schultern und Arme ausstrahlen. Ein wichtiges Glied in der Kette der Entstehung von Verspannungen und Schmerzen, die vom Nacken ausgehen, sind Wirbelblockierungen an der Halswirbelsäule. Diese sind gleichzeitig einer der häufigsten Gründe für Wirbelsäulenbeschwerden überhaupt, und zwar in allen Abschnitten, ob an der Hals-, der Brust- oder der Lendenwirbelsäule. Beim Spannungskopfschmerz, der vom Nacken ausgeht und über das Hinterhaupt in die Stirn ausstrahlt, ist die gesamte Nackenmuskulatur dadurch oft massiv angespannt. Manche Patienten empfinden das, als ob sie eine Zange oder eine Faust im Nacken hätten. Die Blockierung liegt bei diesem Schmerz meistens am ersten und zweiten Halswirbel und macht sich schon durch eine große Druckempfindlichkeit über den seitlichen Fortsätzen dieser Wirbel bemerkbar.

Sind wir blockiert?

Wie entsteht so eine Blockierung? Die einzelnen Wirbelkörper stehen gelenkig über seitlich herausragende, kleine Wirbelgelenke in Verbindung. Diese können in ihrer Beweglichkeit akut oder chronisch gegeneinander „verklemmen", vergleichbar einer Schublade, die klemmt und sich nicht mehr spannungsfrei hin- und herschieben lässt. In dem blockierten Gelenk entsteht eine kleine Entzündung, wodurch das Gelenk anschwillt und seine Umgebung schmerzhaft verspannt. Gründe für solche Wirbelblockierungen sind zum Beispiel eine vernachlässigte Rückenmuskulatur und anhaltende einseitige Körperhaltungen wie das Überstrecken der Halswirbelsäule durch eine Bauchlage im Schlaf, wenn das Kopfkissen zu hoch ist. Andere Ursachen sind Verletzungen, etwa das Halswirbelschleudertrauma, und Muskelverspannungen durch Zugluft, aber auch nach grippalen Infekten können solche Blockierungen auftreten und akute Schmerzen sowie Verspannungen der Muskulatur im Bereich der gesamten Wirbelsäule auslösen.

Wiederkehrenden Verspannungen im Nacken liegen oft seelische Ursachen zugrunde.

Körpersprache ist ehrlich

Grundlegender und häufiger sind geistig-seelische Ursachen für den „steifen Hals". Eine vorsichtige chiropraktische Behandlung kann daher gegen akute Beschwerden in der Regel Abhilfe schaffen, verhindert aber einen Rückfall nicht. Sie können dieser Vata-Störung aber hervorragend vorbeugen und ganz wesentlich zu ihrer Heilung beitragen, wenn Sie die nun folgenden Ratschläge beherzigen.

Sport lädt Spannung ab

Üben Sie regelmäßigen, Ihrem Typ angemessenen Sport. Sehr gut für die Rückenmuskulatur sind Schwimmen, Rudern, leichtes Bodybuilding, leichte Gymnastik und Tai Chi. Dabei sollten Sie beachten: Ein dosiertes „Warming-up" bringt mehr für Ihre Entspannung und Fitness als sich zu verausgaben und in der körperlichen Erschöpfung kurzfristige Befriedigung zu finden.

Aus der Mitte leben

Beachten Sie die allgemeinen Empfehlungen zur Regulierung von Vata: Regelmäßig essen und schlafen, leichte körperliche Aktivität, ausreichende Ruhephasen auch während des Tages, Vata-Tee, Vata-Aromaöl und Ölmassagen (siehe Seite 55 ff.) sind außerordentlich hilfreich. Auch die seelische Seite von Vata-Ungleichgewichten gilt es besonders zu beachten. Versuchen Sie Ihr Leben daher in die Mitte zu bringen. Seien Sie eine in sich gegründete, unabhängige Persönlichkeit, und nehmen Sie sich die Freiheit zu einem Leben im Einklang mit Ihrer Natur. Schaffen Sie sich eine freundliche Atmosphäre in Ihrer Umgebung, bauen Sie Feindbilder ab und öffnen Sie sich der Schönheit des Lebens. Viele Patienten mit Verspannungen im Rücken, Nackensteifigkeit, wiederholten Wirbelblockaden oder spannungsabhängigen Kreuzschmerzen leiden an einer vorwiegend verstandesbetonten Geisteshaltung und Lebensweise. Besonders Halsstarrigkeit ist nicht dazu angetan, die wunderbaren Möglichkeiten des Lebens zu entfalten. Bauen Sie daher Ängste ab und lernen Sie zu vertrauen. Nutzen Sie einsame Spaziergänge in der Natur, um sich dieser anderen Welt wieder zu öffnen, die voller Wunder, Schönheit und Heilkraft ist. Erleben Sie die kraftvolle Stimmung eines anbrechenden Tages, das Farbenspiel eines Sonnenaufgangs oder das beeindruckende Rot eines Sonnenuntergangs, den ewigen Kreislauf werdenden und gehenden Lebens.

Verspannungen sind Ausdruck von Ungleichgewicht und Einseitigkeit, der Dominanz einer Hirnhälfte über die andere, fast immer der linken über die rechte, also des Verstandesdenkens über das Empfindungswesen in uns Menschen. Lernen wir wieder das Vertrauen, Loslassen, sich Öffnen, Wahrnehmen und Empfangen, denn diese „andere" Seite in uns gleicht aus. Sie schafft das nötige Gegengewicht für ein gesundes, harmonisches und kreatives Leben mit all seinen unbegrenzten Möglichkeiten, für die ein Kampf nicht notwendig ist. Wenn wir kämpfen, uns verausgaben und anstrengen, werden wir einseitig und blockiert. Wir blockieren den Fluss von

Die Welt ist so, wie wir sie sehen. Wir erschaffen uns täglich unsere eigene Wirklichkeit.

Energie und Intelligenz in unserem Geist-Körper-System. Diese Einseitigkeit engt ein, ist Ausdruck oder Ursache von Angst. Nach den vedischen Weisen ist Leben aber in seiner grundlegendsten Natur Unsterblichkeit, Geborgenheit, Wissen, Frieden und Freiheit. Die vedischen Weisen lehren uns, dass es unsere Sicht der Dinge ist, die die Welt erschafft. Schaffen wir also, wo immer möglich, eine glückliche, gesunde und Glück bringende Gegenwart, aus der eine erfüllende Zukunft erwächst.

Transzendentale Meditation
Die wirkungsvollste Methode Verspannungen loszuwerden und eine große Hilfe der Selbstfindung und Regeneration ist die Transzendentale Meditation, deren Wirksamkeit bei Rückenleiden und Kopfschmerzen wissenschaftlich erwiesen ist. Diese einfache vedische Technik erlaubt uns, in wenigen Minuten tiefe Entspannung und Ruhe zu erfahren, und führt zu einem intensiven Ausgleich der verschiedenen Bereiche unseres Gehirns. Sie überwindet die Einseitigkeit unseres Lebens und führt uns zur Einheit und Ganzheit tief in uns selbst zurück – das ist die Grundlage für ein Verhalten, in dem wir den Verstand und das Herz ausgewogen nutzen.

Nasenreflexöl
Der Nasenvorhof ist nach ayurvedischer Auffassung ein ausgeprägtes Reflexgebiet für verschiedene Organe des Körpers und vor allem für Kopf und Nacken. Geben Sie mehrmals täglich je einen Tropfen des ayurvedischen Nasenöls in die Nasenöffnungen. Diese Anwendung hilft auch, wenn Verschleimungen oder chronische Entzündungen der Nasennebenhöhlen vorliegen, die bei Nackenbeschwerden ebenfalls als Ursache in Betracht kommen.

Vata-Duftöl
Ein einfaches und wirkungsvolles Mittel zur Beruhigung von Vata, von Verspannungen, besonders im Nacken-Schulterbereich, ist das Vata-Aromaöl. Träufeln Sie davon einige Tropfen auf ein Taschentuch und atmen Sie den Duft ein.

Minzöl
Wenn Sie unterwegs sind und nur wenig Zeit oder Raum für Anwendungen haben, können Sie Ihre Beschwerden lindern, indem Sie einige Tropfen des ayurvedischen Minzöls auf die schmerzenden Stellen reiben.

Ama beseitigen
Schließlich kommt auch hier die Ernährung ins Spiel. Ama, das aus Fehlernährung, schwacher Verdauungskraft, Stress und anderen Faktoren resultiert, sucht sich den Nacken häufig als ersten Ablagerungsort. Wenn durch Ama die Srotas, die feinen Kanäle der Mikrozirkulation, blockiert sind, unterbleibt der freie Fluss von Energie: Es entsteht ein Stau, die Natur schlägt Alarm und erzwingt durch Schmerz unsere Aufmerksamkeit. Nacken- und Kopfschmerzen, die durch Ama entstehen, fühlen sich eher dumpf und schwer an. Sie bessern sich durch Fasten, eine Heißwasser-Trinkkur und andere Entschlackungsmaßnahmen in der Regel rasch und eindrucksvoll.

Abhyanga
Sanfte Einreibungen und Massagen mit gereiftem Sesamöl (siehe Seite 55), das zuvor etwas angewärmt wurde, oder – noch besser – mit ayurvedischem Gelenköl (MA 299, MA 628, siehe Seite 155 f.) bewirken eine schnelle und anhaltende Besserung der Beschwerden.

Heißes Wasser
Trinken Sie häufig einige Schlucke heißes Wasser (Zubereitung wie auf Seite 54 beschrieben). Bei akuten Beschwerden kann man das Wasser etwas länger im Mund behalten und spürt sofort eine angenehme Entspannung im Nacken. Die Heißwasser-Trinkkur ist eine einfache, aber wirksame Methode, akute Spannungskopfschmerzen zu lindern oder ihnen vorzubeugen.

> Seien Sie behutsam bei Yoga-Stellungen, die eine intensive Beugung oder Streckung der Halswirbelsäule erfordern. Lassen Sie sich gegebenenfalls von einem Arzt beraten!

Yoga und Gymnastik
Besonders bei wiederkehrenden Nackenschmerzen lohnt es sich, regelmäßig Yoga (siehe Seite 44 f.) zu praktizieren. Bei täglicher Übung harmonisiert es alle Muskelgruppen und stärkt die Körperhaltung. Achtung: Seien Sie behutsam bei Stellungen, die eine intensive Beugung oder Streckung der Halswirbelsäule erfordern.

Leichte, bewusst durchgeführte Körperübungen, die Muskeln und Rücken entspannen, helfen oft gegen durch geistige Anspannung entstandene Nackenschmerzen. Nehmen Sie sich dazu täglich einige Minuten Zeit. Auch solcherart genutzte Pausen während der Arbeit im Büro oder Betrieb schaffen Abhilfe, erfrischen und setzen neue Energien frei. Am besten ist es, vor einem offenen Fenster oder im Freien zu üben, wobei Sie gleichzeitig den Entspannungs- und Erholungseffekt von Natur und Sauerstoff nutzen.

Vata regulieren

Trinken Sie in folgenden Fällen mehrmals täglich eine Tasse Vata-Tee und gönnen Sie sich regelmäßige Ruhepausen (wenn möglich im Liegen): in besonderen Belastungszeiten, wenn Nackenverspannungen im Anmarsch oder wenn Verspannungen und Beschwerden bereits eingetreten sind. Beachten Sie auch die allgemeinen ayurvedischen Regeln für eine gesunde und natürliche Tagesroutine.

Gruß an die Sonne

Zur Vorbeugung und bei beginnenden, leichteren Beschwerden im Nacken-Schulterbereich hat sich Suryanamaskar, der Sonnengruß, sehr bewährt. Sie finden diese einfache Yoga-Gymnastik ausführlich in dem Buch „Ayurveda für jeden Tag" und in anderen guten Yoga-Büchern beschrieben. Üben Sie in der vorgeschriebenen Art und Weise und nehmen Sie sich für diese Übung mehrmals täglich einige Minuten Zeit. Sie sollten drei bis fünf Durchgänge in der nötigen Ruhe und mit den empfohlenen kurzen Pausen zwischen den einzelnen Übungsteilen vornehmen. Sie werden sofort eine Entspannung und Linderung im gesamten oberen Schulter-Nackengürtel-Bereich spüren. Suryanamaskar bewirkt einen Energieausgleich über den gesamten Körper, bringt Vata, dort wo es gestaut war, wieder zum Fließen und integriert die Geist-Körper-Funktionen.

> Suryanamaskar bewirkt einen Energieausgleich über den gesamten Körper, bringt Vata wieder zum Fließen und integriert die Geist-Körper-Funktionen.

Fußmassage

Über die Reflexzonen an den Füßen können wir auf alle Organe des Körpers einwirken. Die Füße haben auch für die oberen Körperabschnitte eine besondere Bedeutung. Wer ein warmes Fußbad nimmt, kann unter Umständen feststellen, dass sich Verspannungen im Bereich des Nackens legen und Kopfschmerzen nachlassen. Eine ähnliche Wirkung zeigt die ayurvedische Fußmassage: Setzen Sie sich dafür auf ein breites Tuch, verwenden Sie gereiftes und warmes Sesamöl oder eines der ayurvedischen Heilpflanzenöle und massieren Sie mit den flachen Händen einige Minuten bewusst und genussvoll. Sie sollten sich nach der Massage sehr wohl und entspannt fühlen und das Öl noch einige Minuten einwirken lassen, um es danach mit einem feuchtwarmen Tuch abzureiben. Oder Sie nehmen anschließend ein warmes Fußbad, was die entspannende Wirkung der Massage verstärkt. Durch diese sanfte Fußanwendung regulieren Sie Apana-Vata, das Subdosha mit Schlüsselfunktionen für vielfältige Beschwerdekomplexe in unserem Körper.

Pancha Karma

Eine der wirkungsvollsten Behandlungen des Maharishi Ayur-Veda sind die Pancha-Karma-Therapien. Sie führen oft grundlegend und dauerhaft zur Heilung von Rückenbeschwerden, da sie ganzheitlich verschiedene Ursachen von verschiedenen Seiten aus angehen und zu einer grundlegenden Harmonisierung der Doshas führen. Speziell für Nackenprobleme bewährt sich das Nasya, eine Anwendung, die insgesamt etwa eineinhalb bis zwei Stunden in Anspruch nimmt und bei der wohltuende Kopf- und Oberkörpermassagen mit Dampf- und Wärmeanwendungen kombiniert werden. Nasya sollte aber nur von kompetent ausgebildeten Therapeuten unter ärztlicher Aufsicht durchgeführt werden.

Sehkraft überprüfen

Verspannungen im Nacken können ihre Ursache auch in nachlassender Sehfähigkeit haben, die bei dem unbewussten Versuch, ständig „genauer hinzusehen", zu einer dauernden Anspannung der Muskulatur von Nacken

> **BANDSCHEIBENSCHÄDEN FACHÄRZTLICH BEHANDELN**
>
> Bandscheibenschäden und -vorfälle, die an der Halswirbelsäule sehr unangenehme Beschwerden auslösen können, sollten immer fachärztlich behandelt werden. Yoga-Stellungen, die einen Druck auf die Halswirbelsäule ausüben, dürfen in diesem Fall nicht praktiziert werden. Auch Sport ist in der akuten Phase nicht angesagt. Gezielte krankengymnastische Übungen stabilisieren dagegen die Halswirbelsäule und unterstützen ärztliche Maßnahmen.
>
> Alle Empfehlungen für Wirbelblockierungen und Verspannungen im Schulter-Nackenbereich sind von wenigen Ausnahmen abgesehen auch bei Schmerzzuständen durch Bandscheibenschäden wohltuend und beschwerdelindernd. Lassen Sie sich in Zweifelsfällen von einem Arzt beraten.

und Schultern führt. Lassen Sie im Bedarfsfall Ihre Sehkraft von einem Augenarzt überprüfen.

Kiefergelenk regulieren

Nackenschmerzen können auch vom Kiefergelenk ausgehen, wenn Zahnfehlstellungen oder Gebissunregelmäßigkeiten zu einseitigen Belastungen des Gelenks beim Kauen führen. Die Kaumuskulatur in der Umgebung des Kiefers ist dann verspannt und druckempfindlich. Eine zahnärztliche oder kieferorthopädische Untersuchung deckt diese Ursache auf.

Kreuzschmerzen und Brustwirbelsäulenbeschwerden

Da tief sitzende Kreuzschmerzen viele Ursachen haben können, sollten Sie diese von Ihrem Hausarzt oder einem Facharzt abklären lassen, vor allem dann, wenn sie über einen längeren Zeitraum bestehen oder immer wieder auftreten.

Kreuzschmerzen bei Frauen

Frauen sollten gynäkologischen Rat suchen, wenn sich Kreuzschmerzen in Zusammenhang mit ihrer Menstruation einstellen. Beim PMS, dem prämenstruellen Syndrom, an dem Frauen jenseits des 35. Lebensjahres häufig leiden, können neben depressiven Verstimmungen oder psychischer Gereiztheit Wassereinlagerungen oder ein Spannungsgefühl in den Brüsten sowie Verspannungen und Beschwerden im unteren Rücken auftreten. Dieser typischen Vata-Störung können Sie durch die folgenden Tipps wirkungsvoll begegnen:

> Zur Behandlung zyklusabhängiger Kreuzschmerzen können Sie sich von Ihrem Arzt ein pflanzliches ayurvedisches Mittel zur Regulation dieser von Vata abhängigen Beschwerden empfehlen lassen.

- *Flüssigkeitstage einhalten:* Halten Sie drei Tage vor der Menstruation Flüssigkeitstage ein. Essen Sie nur leicht verdauliche, vorzugsweise vegetarische Kost nach den ayurvedischen Essensregeln. Gönnen Sie sich mehr Ruhe als sonst.
- *Vata beruhigen:* Trinken Sie beruhigende Tees. Besonders geeignet ist Vata-Tee, von dem Sie täglich zwei bis drei Tassen trinken können. Gehen Sie zeitig zu Bett. Guter und ausreichender Schlaf ist eine der wirkungsvollsten Methoden, um Vata zu beruhigen. Gönnen Sie sich ein Abhyanga, die ayurvedische Ölmassage (s. Seite 55 f.). Ayurvedische

Nahrungsergänzungen zur Regulation von Vata-abhängigen Zyklusbeschwerden sollten Sie sich von einem Arzt verordnen lassen.

Endometriose
Hartnäckige Schmerzzustände, die ebenfalls zyklusabhängig sind, können dem Krankheitsbild der Endometriose zugrunde liegen, einer Versprengung von hormonwirksamem Gebärmutterschleimhautgewebe in andere Bereiche des Beckens. Dieses Schleimhautgewebe der Gebärmutter (Endometrium) verursacht vor allem dann Kreuzschmerzen, wenn es sich an der Rückseite der Gebärmutter anlagert. Die Schulmedizin ist in ihren Behandlungsmöglichkeiten hier leider sehr eingeschränkt. Neben einer symptomatischen Hormonbehandlung, die nicht an die (unbekannten) Ursachen geht, kommt vor allem eine operative Behandlung in Betracht. Erstaunlicherweise lassen sich mit dem ganzheitlichen Ansatz des Maharishi Ayur-Veda auffallende Besserungen erzielen. Besonders bewährt haben sich pflanzliche Mittel, Pancha Karma, das Einhalten der ayurvedischen Essens- und Ernährungsregeln, die Ama-Kur (siehe Seite 43 f.), Transzendentale Meditation, Yoga, Aroma- und Musiktherapie sowie zur Behandlung akuter Beschwerden das auf Seite 57 vorgestellte Bauchabhyanga.

Gebärmuttersenkung und Myom
Gebärmuttersenkungen und entzündliche Erkrankungen im Bereich von Unterleibsorganen können ebenfalls Rücken- und Kreuzschmerzen auslösen. Als Ursache sollte bei Frauen auch eine eingesetzte Spirale in Betracht gezogen werden, die unter Umständen zu Entzündungen geführt hat oder in die Gebärmutter eingewachsen ist und zu Krämpfen im Beckenbereich führen kann.

▪ Bandscheibenschäden

Bandscheibenschäden werden häufig diagnostiziert und sind ernsthafte Verursacher von bewegungs- und belastungsabhängigen Schmerzen, die oft in das Gesäß, die Oberschenkel oder das ganze Bein ausstrahlen. Treten dabei Gefühlsstörungen wie Taubheit, Kribbeln, „Ameisenlaufen" oder sogar Lähmungserscheinungen im Bein auf, ist eine fachärztliche Behandlung unumgänglich.

■ Der tiefe Schmerz im Kreuzdarmbeingelenk

Im unteren Rücken ist das Iliosakralgelenk, die beiden unteren Lendenwirbel, sehr häufig blockiert. Ähnlich einer Schublade, die klemmt, können sich das Kreuzbein und das Darmbein dann nicht mehr frei gegeneinander bewegen. Begünstigt werden die Blockierungen im Kreuzdarmbeingelenk durch Haltungsschwäche, Wirbelsäulenverkrümmung (Skoliose), Beckenschiefstand durch Beinverkürzung sowie durch Kälte, Zugluft und vor allem durch Verspannungen infolge von Funktionsstörungen von Organen im Bauchraum. Auch seelische Faktoren können eine große Rolle spielen.

■ Ischias

Ischiasschmerzen entstehen in der Regel durch Druck auf den Ischiasnerv bei Bandscheibenvorwölbungen und -vorfällen, selten auch durch andere Ursachen, beispielsweise Wirbelgleiten bei Wirbelkörperanomalien. Bandscheibenvorfälle können mit Gefühlsstörungen und Muskellähmungen entlang des Beins einhergehen. Die Erkrankung muss von einem Arzt behandelt werden. Hat der Arzt Ihnen Bettruhe mit entlastender Lagerung verordnet, lässt sich die Heilung dieses akuten Nervenreizzustandes durch einfache ayurvedische Anwendungen erheblich beschleunigen.

Dazu vorweg einige Worte über regulative Vorgänge in unserem Körper: Ischialgie wird zwar durch ein „Einklemmen" des Ischiasnervs ausgelöst, in dessen Folge sich eine entzündliche Schwellung um den Nerv bildet, an der Entstehung dieser Situation sind jedoch verschiedene Mechanismen beteiligt. Aus ayurvedischer Sicht muss bei akuten und chronischen Ischialgien das Regelprinzip Apana-Vata (siehe Seite 30) ausgeglichen werden. Durch einfache Anwendungen und eine Ernährungsumstellung kann man dieses Subdosha von Vata regulieren. Bei diesen Anwendungen entspannt sich der gesamte Bauch- und Beckenraum sowie die dazugehörige Rücken- und Beckenmuskulatur. Die Entspannung ebnet den Weg zur Abschwellung des die Nerven umgebenden Gewebes, erleichtert die Rückbildung der Ischialgie und führt im besten Fall zum Zurückgleiten der Bandscheibe und damit zur Druckentlastung.

> **Eine Reflexzone von Apana-Vata liegt im unteren Bauchbereich und in der Leistengegend. Durch das Bauch-Abhyanga (siehe Seite 57) kann in wenigen Minuten eine Erleichterung bei Ischias und Kreuzschmerzen eintreten.**

123

Bitte beachten Sie: Ischiasschmerzen können auch durch eine Blockierung oder Reizung des Iliosakralgelenks, dem großen Gelenk zwischen Beckenknochen und Kreuzbein, vorgetäuscht sein. Die Schmerzen strahlen ähnlich wie bei der Ischialgie aus. Behutsame manuelle Behandlung durch einen erfahrenen Arzt kann bei dieser Pseudoischialgie rasch Abhilfe schaffen.

Ölmassagen
Sowohl bei der echten wie bei der Pseudoischialgie lindern ayurvedische Massagen die Beschwerden. An den schmerzenden Stellen am Rücken und entlang des Beins helfen behutsame Einreibungen mit gereiftem und warmem Sesamöl oder – noch besser – mit ayurvedischem Nervenöl (MA 628, siehe Seite 155). Anschließend sollten Sie eine feuchtwarme Kompresse je nach Bedarf ein- oder mehrmals auflegen. Oft ist dadurch eine sofortige Linderung der Beschwerden zu erreichen.

Besonders schmerzlindernd ist folgende Gewürzeinreibung: Zerreiben Sie fünf Mandeln, jeweils einen Teelöffel Nelken, Zimt, Kardamom, Knoblauchsaft und einen viertel Teelöffel schwarzen Pfeffer, und verrühren Sie dies mit etwas Wasser zu einer Paste. Damit reiben Sie die schmerzenden Stellen ein und wischen nach intensiver Durchwärmung die Gewürzpaste mit einem Tuch ab.

▪ Allgemeines zur Vorbeugung und Behandlung von Rückenleiden

Bringen Sie Ihr Verdauungssystem in Ordnung, wenn Anzeichen für Ama, beispielsweise eine belegte Zunge, Trägheit, Dumpfheit und Schwere von Körper und Geist, vorliegen. Die Stoffwechselgifte sammeln sich als Erstes im Nacken an und können eine der Ursachen Ihrer Beschwerden sein.

Besonders bei wiederkehrenden Rückenschmerzen lohnt es sich, regelmäßig Yoga zu praktizieren (siehe Seite 44 f.). Seien Sie jedoch behutsam bei Stellungen, die eine intensive Beugung oder Streckung der Halswirbelsäule erfordern oder die Lendenwirbelsäule belasten. Lassen Sie sich gegebenenfalls von einem im Maharishi Ayur-Veda ausgebildeten Arzt beraten. Der „Gruß an die Sonne", Suryanamaskar (siehe Seite 119), beseitigt leichte Nackenschmerzen, die durch geistige Anspannung verursacht werden, oft sofort. Bei täglicher Übung werden dabei alle Muskelgruppen harmonisiert und die Körperhaltung gestärkt.

Wie man sich bettet, so liegt man
Sorgen Sie für eine gesunde und behagliche Schlafunterlage. Ihre Matratze sollte sich dem Körper in den verschiedenen nächtlichen Ruhepositionen so anpassen, dass Nacken, Schulter, Becken und Rücken entlastet werden. Sie sollte daher weder zu hart noch zu weich sein, aus anpassungsfähigem und gut verformbarem Naturmaterial bestehen und eine ausreichende Luftzirkulation gewährleisten. Lassen Sie sich in einem guten Fachgeschäft in dem Umgang und der Anwendung biologischer Materialien beraten. Auf keinen Fall sollte Ihr Bett aus ungesunden Materialien bestehen. Es ist schließlich Ihr wichtigster und bester Freund in Sachen Ruhe und Erholung, denn dort verbringen Sie ein Drittel Ihrer gesamten Lebenszeit. Bevorzugen Sie Holzlattenroste und Bettwäsche aus Naturfasern wie Baumwolle oder Leinen. Auch die Kleidung, die Sie nachts tragen, sollte aus diesen Stoffen sein. Kunstfasern lassen Ihre Haut nicht genügend atmen und Sie unter Umständen stark schwitzen oder laden Sie elektrostatisch auf.

> Sorgen Sie für einen ungestörten Schlaf, denn er ist eine segensreiche Einrichtung der Natur, um vollkommen loszulassen und den Körper den heilenden Kräften zu übergeben.

Falls Sie an Nacken- oder Kopfschmerzen leiden, die sich nachts oder am nächsten Morgen verschlimmern, sollten Sie überprüfen, ob Ihr Kopfkissen die für Ihre Schlafbedürfnisse geeignete Form, Festigkeit und Höhe hat. Wer bevorzugt auf dem Bauch schläft, sollte ein möglichst flaches Kissen benutzen. In Seitenlage benötigen Kopf und Halswirbelsäule dage-

---

LEICHTE KOST UND HEISSE FLÜSSIGKEITEN
Wichtig sind leichte Kost – bei Übergewicht auch Fasten (z. B. drei Tage Reisfasten, siehe Seite 44) – und die Einnahme heißer Flüssigkeiten.
Trinken Sie schluckweise heißes Wasser (siehe Seite 54) sowie Vata-Tee (siehe Seite 96) und nehmen Sie vorzugsweise nur flüssige Speisen, Suppen und Säfte zu sich. Nach dem Reisfasten kann unter ärztlicher Leitung sanft mit Rizinusöl abgeführt werden, was vor allem bei Übergewicht entlastend, abschwellend und somit heilungsfördernd wirkt.

gen eine relativ hohe Unterstützung, um Überstreckungen der Halswirbelsäule zu vermeiden. Medizinische Fachgeschäfte bieten spezielle Kopfunterlagen an, die so genormt sind, dass sie in der jeweiligen Schlafposition den Nackenbereich möglichst gut entlasten.

Schlaf nach Osten ist am erholsamsten

Nach der Lehre des Sthapatya-Veda und nach der Beobachtung von ayurvedischen Ärzten ist der Schlaf am erholsamsten, wenn wir in Richtung Osten schlafen. Neurophysiologische Untersuchungen haben aufschlussreiche Hinweise darauf gegeben, dass der Ausrichtung in bestimmte Himmelsrichtungen besondere Bedeutung zukommen könnte – vor allem dann, wenn wir unser Nervensystem in eine Phase von Ruhe und Erholung bringen. Dabei haben Wissenschaftler herausgefunden, dass unser Gehirn die Fähigkeit besitzt, Himmelsrichtungen zu orten, also einen natürlichen Kompass besitzt. Abhängig von der Himmelsrichtung, in der die Versuchspersonen ausgerichtet waren, wurden unterschiedliche Hirnareale und -zellen aktiviert.

Elektrizität im Schlafzimmer?

Hochspannungsleitungen, Radiowecker, Steckdosen in Schlafplatznähe, elektrische Leitungen, Elektrogeräte, Elektromotoren in verstellbaren Betten, Antennen oder Nachtspeicheröfen im Zimmer können Schlafstörungen, innere Unruhe, Gelenk- und Wirbelsäulenschmerzen, Kopfschmerzen oder Ängste verursachen. Es gibt eine einfache und zuverlässige Methode, um die meisten der genannten Elektroeinflüsse zu umgehen: Schalten Sie nachts die Sicherung für den Schlafzimmerbereich ab oder – auf Dauer praktikabler – lassen Sie sich von einem Elektriker einen so genannten Netzfreischalter einbauen. Er nimmt über Nacht die Spannung vom Netz, wenn kein Strom verbraucht wird.

Metallteile und Erdmagnetfeld

Unser Nervensystem reagiert sensibel auf Veränderungen im Magnetfeld, das unseren Planeten umgibt. Physikalische Messungen haben ergeben, dass das Erdmagnetfeld durch Metallteile, etwa Stahlträger in Betondecken, am Bett oder Lattenrost, Heizkörper am Bett oder durch naturgegebene Besonderheiten des Untergrundes, „verzerrt" wird und der Schlaf dadurch gestört werden kann. Eine einfache Lösung besteht zunächst darin, in einem anderen Raum zu schlafen, das Bett an einen anderen Platz zu stellen oder entsprechend für natürliche Materialien von Matratze und Bett zu sorgen.

Physikalische Einflüsse

Vermeiden Sie Außenmauern (Wärmeableitung) als Bettplatz, ein Nordzimmer mit wenig Licht und damit Feuchtigkeit und Schimmelbildung, ein überheiztes Schlafzimmer oder eine schlechte Belüftung. Lassen Sie sich im Zweifelsfall von Umweltmedizinern oder Experten in Umweltinstituten und -ambulanzen beraten, oder wenden Sie sich, wenn es um sehr grundlegende Fragen des Bauens und Wohnens geht, an den Sthapatya-Veda-Beratungsdienst (Adresse, siehe Seite 160).

Gutes Schuhwerk

Achten Sie bei Rückenschmerzen, vor allem wenn sie im Kreuzbereich nach längerem Gehen auftreten, auf gutes Schuhwerk. Zu enge Schuhe, zu hohe Absätze und zu harte Sohlen führen zu Belastungen der Wirbelsäule und können zu Dauerschäden beitragen. Tragen Sie auch bequeme Kleidung und meiden Sie beengende Gürtel.

Medizinische Behandlungen

Eine vorsichtige manuelle Behandlung der Wirbelsäule durch einen darin geschulten Arzt kann oft eine rasche Linderung von Rückenschmerzen bewirken, sofern Wirbelblockierungen vorliegen. Allerdings kehren die Beschwerden wieder, wenn ihre Ursachen nicht beseitigt werden. Da die genannten Probleme Ausdruck einer Vata-Störung sind, die mit Ama kombiniert auftreten können, sollten Sie zur langfristigen Heilung alles tun, um dieses Dosha wieder ins Gleichgewicht zu bringen, und für eine gesunde Ernährung sorgen.

Pancha Karma

Die besondere Kombination und Synthese von Diät, physikalischen Therapien und ganzheitlicher Harmonisierung der Doshas scheinen sich auf die Heilung chronischer Wirbelsäulenbeschwerden sehr günstig auszuwirken. Zwei Fallbeispiele zeigen, dass Pancha Karma zuverlässige Heilerfolge oder Besserungen selbst bei therapieresistenten chronisch-entzündlichen Wirbelsäulenerkrankungen bringt:

Ein Architekt und Baubiologe litt jahrelang an wiederkehrenden Kreuzschmerzen. Chiropraktische Behandlungen führten nur zu einem kurzfristigen Verschwinden der Beschwerden, die letztendlich zu einer erheblichen Behinderung bei der beruflichen Tätigkeit wurden. Auch mit Massageanwendungen und krankengymnastischen Übungsbehandlungen ließ sich keine anhaltende Besserung erzielen. Zu einer Pancha-Karma-Therapie entschloss er sich eigentlich nur, um einmal gründlich zu entschlacken und zu regenerieren. Als überraschender „Nebeneffekt" der zweiwöchigen Behandlung verschwanden schließlich auch die Kreuzschmerzen und traten in der Folgezeit nicht mehr auf.

Einen ähnlich günstigen Verlauf nahm die Behandlung einer etwa 60-jährigen Frau, die seit 15 Jahren an chronischen Kreuzschmerzen mit abnutzungsbedingten Veränderungen und seit mehreren Jahren an einer seronegativen chronischen Polyarthritis mit leichten Schwellungen an den Fingergelenken litt. Entzündungs- und schmerzstillende Antirheumatika, Vitamine, chiropraktische Behandlungen und unterschiedliche orthopädische Therapien brachten keinen dauerhaften Erfolg bei der Linderung der Beschwerden. Schon bei den vorbereitenden Diätmaßnahmen der Pancha-Karma-Kur ließen die Kreuzschmerzen nach und traten in der Folgezeit nicht mehr auf. Auch die Schmerzen und Schwellungen an den Fingergelenken besserten sich durch Pancha Karma erheblich und anhaltend.

Gelenke – eine wunderbare Einrichtung der Natur

In Sanskrit, der Sprache des Ayurveda und der vedischen Literatur, heißt Gelenk „*sandhi*", was so viel bedeutet wie „die Verbindung herstellen" oder „zusammensetzen". Gelenke sind eine wunderbare Einrichtung der Natur, die den Lebewesen in der Evolution einen sprichwörtlich großen Schritt in Richtung Freiheit, Fortbewegung und Entwicklung ermöglicht haben. In einem Gelenk sind ganz offensichtlich zwei ganz elementare Gegensätze des Lebens zusammengefügt: Festigkeit und Flexibilität, Ruhe und Aktivität, Strecken und Beugen, Geben und Nehmen, Kraft und Bewegung.

Dabei ist die Lücke im Gelenk, der Spalt, der die Bewegung von zwei Körperteilen zueinander ermöglicht, ein besonderer Ort. Er hat beim gesunden Menschen die Eigenschaften von *Ojas*, das wir als die verbindende „Substanz" in unserem Körper kennen gelernt haben, ein feinstoffliches Fluidum, das besonders an den Grenzflächen unseres Körpers die Verbindung zum Bewusstsein herstellt und aufrechterhält und mit Wohlgefühl, Gesundheit und Stärke gleichzusetzen ist. Ojas wird bei der vollkommenen Umwandlung von Nahrung und in besonderen Glücks- und Transzendenzerfahrungen gebildet. Sein Entstehungsort ist immer die Lücke zwischen zwei Seinsbereichen, die Übergangsstellen vom Körper zur Umwelt, von der Schleimhaut zur Innenwelt, die Grenzflächen der Gelenke und die Stille zwischen zwei Gedanken in unserem Bewusstsein.

■ Orte des Glücks

In vollkommener Harmonie der Doshas, im Zustand körperlicher und seelischer Ausgewogenheit, wenn ein Maximum an Ojas gebildet wird, sind die Gelenke besondere Orte des Glücks. Durch sie können wir innere Freude mit Bewegung ausdrücken. Glückliche Kinder, die fröhliche Musik hören, beginnen zu tanzen, wiegen sich im Takt und drehen sich im Kreis. Ihre glückliche Seelenstimmung bewirkt Impulse rhythmischer Bewegung, die sich durch Tanz und Bewegung befreien. Mancher vollführt vor Glück gar einen Luftsprung, andere führen Freudentänze auf.

Andererseits kann uns auch der Schreck in die Glieder fahren, kann uns Angst lähmen, können innere Spannung und Unglücklichsein zu nervöser Unruhe und unkontrollierten Bewegungen führen. Wenn Vata überhand nimmt, werden Bewegungsimpulse ganz unterschiedlicher Art freigesetzt und können sich im Bereich der Gelenke und in der Körperhaltung sehr unterschiedlich auswirken.

Eine der häufigsten Vata-Störungen ist nervöse Unruhe bzw. innere Spannung. Ein typisches Bewegungsmuster dafür, besonders bei jungen Leuten, ist der fast zwanghafte Drang, ständig die Gelenke knacken zu lassen oder bei jeder Gelegenheit mit den Fingern zu trommeln. Ernstere Störungen, die in erster Linie auf lang anhaltende Vata-Überlastungen zurückgehen, führen zu Austrocknungserscheinungen der Gelenke, die anfänglich nur durch vermehrtes Knacken, Kälteempfindlichkeit oder Reibegeräusche auffallen, später zu richtiger Arthrose mit Knorpelschwund, Verformung und Fehlstellung des Gelenks und Schmerzen führen. Geraten die Doshas also aus dem Gleichgewicht, dann sind die Gelenke bevorzugte Körperbereiche für die Empfindung von Leid und Schmerz, der Folge eines Verlustes von Ojas.

■ Von Gelenk zu Gelenk

So genannte „Systemkrankheiten" wie die chronische Polyarthritis verursachen in der Regel Entzündungen und Schwellungen in mehreren Körpergelenken. In der täglichen Praxis sehr viel häufiger sind Beschwerden einzelner Gelenke von Armen oder Beinen, von denen nachfolgend einige wichtige beschrieben werden. Dabei ist zu beachten, dass die Beschwerden in der Schulter, im Ellbogengelenk oder am Knie das Ergebnis und nicht in erster Linie die Ursache des Krankseins darstellen. Im Maharishi Ayur-Veda wird daher versucht, ganzheitliche Bezüge herzustellen und sich dabei des Regelsystems der Doshas, Subdoshas, aber auch der Begriffe von Agni und Ojas zu bedienen.

▪ Die Schulter

Die Schulter ist unser Körpersymbol für Stärke und Mut und im negativen Sinn auch für Ablehnung und Sichabwenden. Jemandem die „kalte Schulter zeigen" ist eine Geste der kühlen Abweisung, die sich derjenige leisten kann, der sich überlegen fühlt, denn die Schulter ist ein Körperteil, der Stärke, Kraft und Selbstbewusstsein symbolisiert. Auf unseren Schultern lasten die vielfältigen Sorgen, Pflichten und Aufgaben des Alltags – entsprechend häufig sind Schulterbeschwerden. Abgesehen von allgemeinen Entzündungskrankheiten, die auch das Schultergelenk betreffen können, gibt es noch verschiedene lokale Ursachen für Schmerzen im Bereich des Schultergelenkes, die zum Beispiel in den Arm ausstrahlen können.

> Manchem bürdet das Leben Prüfungen auf, an denen er schwer zu tragen hat. Sie lasten ihm schwer auf den Schultern.

Schulter-Eckgelenkarthrose

Zwischen dem Rabenschnabelfortsatz des Schulterblattes und dem Schlüsselbein befindet sich ein kleines Gelenk, das wie ein Dach über dem Kopf des Oberarmknochens liegt und besonders beim Anheben und Ausstrecken des Armes nach hinten beansprucht wird. Nach Verletzungen wie einer starken Zerrung dieses Gelenks oder durch langjährige schwere Tragearbeit kann es zur Arthrose im Akromioklavikulargelenk kommen. Über dem Gelenk kann man häufig einen kleinen Höcker tasten, der aufgrund einer Entzündung rötlich verfärbt sein kann, wenn die Arthrose aktiviert, also in einen Reizzustand übergetreten ist.

Schleimbeutelentzündung

Akute und anhaltende Schmerzen an der Schulter kommen relativ häufig von Schleimbeutelentzündungen im Umfeld des Schultergürtels. Die Schmerzen treten je nach Art des betroffenen Schleimbeutels typischerweise auf, wenn beim Armheben ein Druck auf den Schleimbeutel ausgeübt wird, also vor allem in den Endstellungen der Bewegung – auch dann, wenn der Arm passiv von einer dritten Person bewegt wird.

Sehnenansatzschmerzen

Im Gegensatz dazu verursachen Reizzustände an den Sehnenansätzen, die häufigste Ursache für Schulterbeschwerden, beim passiven Armheben keine Schmerzen, da nur beim Anspannen der Muskulatur ein Zugreiz auf die Ansatzstelle der Sehnen und Muskeln ausgeübt wird. Dort kann der Arzt im Röntgenbild oder durch Ultraschalluntersuchung häufig Kalkablagerungen feststellen.

Einfache Behandlungen für die Doshas

Vata-Beschwerden treten auch an der Schulter am häufigsten auf und gehen oft auf Überanstrengung, zum Beispiel durch Sport oder schwere Arbeit, oder auf Muskelungleichgewicht und Verspannung zurück. Wärme, Ruhe und Entspannung tun auffallend gut und sind die Leitlinie für örtliche und allgemeine Vata-Anwendungen (siehe Seite 33 f.). Vor allem die Ölmassage mit Vata-Massageöl, Gelenköl (MA 628) oder gereiftem Sesamöl bringt rasche Linderung, wenn Sie diese einfühlsam durchführen (siehe Seite 55 ff.). Diese heilsame Selbstanwendung – mehrmals täglich und je nach Erfordernis über mehrere Tage wiederholt – heilt Schulterbeschwerden oder unterstützt notwendige ärztliche Behandlungen wesentlich.

> Lassen Sie die Ursachen für Schulterbeschwerden, vor allem wenn sie länger anhalten oder immer wieder kommen, von einem Arzt abklären. An der Art der Symptome können die Doshas, die sich am Ort der Beschwerden festgesetzt haben, leicht erkannt und zielgerichtet behandelt werden.

Pochende, klopfende oder pulsierende Schmerzen, die sich durch Wärme verschlimmern, bedürfen Pitta-beruhigender Heilanwendungen: kühle Umschläge, Quarkauflagen, Ruhighalten des Gelenks und innerlich Pitta-Tee. Wenn Pitta dominiert, sind die Beschwerden in der Regel aber so akut, dass eine ärztliche Behandlung erforderlich ist.

Dumpfe, nicht sehr ausgeprägte Schmerzen, ein Schweregefühl im Arm und in der Schulter sowie Ablagerungen an den Sehnenansätzen sind Ausdruck von Kapha-Ansammlung. Sie können diese Störung auch daran erkennen, dass Bewegung in der Schulter gut tut und die Beschwerden verringert. Auch kräftigere Massagen mit flotten Reibe- und Streichbewegungen sind angenehm, verbessern die Durchblutung und den Stoffwechsel und unterstützen die Entschlackungsvorgänge vor Ort. Prüfen Sie auch, ob nicht insgesamt im Körper ein Kapha-Überschuss vorhanden ist oder sich Ama angesammelt hat. Ayurvedischen Entschlackungsmaßnahmen, angefangen von den Ausleitediäten über Fasten bis zu Pancha Karma, wirken sich erfahrungsgemäß äußerst heilsam auf alle Kapha-Störungen in Gelenken aus.

Die ayurvedischen Entschlackungsmaßnahmen, angefangen mit Ausleitediäten über Fasten bis zu Pancha Karma, wirken sich äußerst heilsam auf alle Kapha-Störungen von Gelenken aus.

■ Der Ellbogen

Mit dem Ellbogen kann man sich Freiraum schaffen, seine kantige Spitze einsetzen, um voranzukommen oder sich aus einer beengenden Situation zu befreien. Wer die Ellbogen im Leben zu stark einsetzt, zeigt wenig Rücksicht, wer sie im guten Sinne aber nicht benutzt, um sich selbst aus einer beengenden Situation zu befreien, verharrt in untätiger Spannung. Dies ist heute eine der häufigsten Ursachen für den so genann-

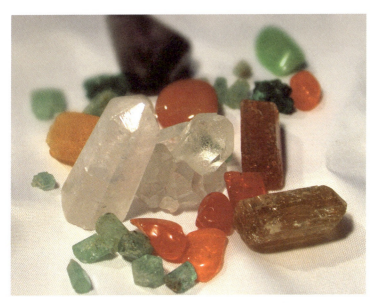

10: Die Therapie mit Heilsteinen ist ein wichtiger Ansatz im Maharishi Ayur-Veda. Edelsteine stärken oder beruhigen die Dhatu-Agnis, die Gewebefeuer. Sie verbessern dadurch Ojas und harmonisieren die Doshas.

ten „Tennisarm": Das Ergebnis ist eine schmerzhafte Knochenhautreizung am Ellenknochen, die ihren Namen zwar aus dem Tennissport hat, aber weitaus häufiger auch ohne körperliche Überbeanspruchung entsteht. Wir finden Sie vor allem bei Menschen, die in ständiger innerer Spannung stehen, sich beruflich oder privat eingeengt fühlen und ihre Spannung auf die Streckmuskeln des Unterarms übertragen, was dort zu empfindlichen Reizungen führt. Typisch ist, dass sich die Schmerzen besonders beim Handgeben, Tragen und Heben verschlimmern.

Heilkräuterpaste
Beim Tennisarm lindert eine ayurvedische Heilkräuterpaste die Beschwerden. Verrühren Sie dazu einen Esslöffel von MA-682-Pulver mit warmem Wasser zu einem Brei und tragen Sie ihn auf die schmerzende Stelle auf. Decken Sie diese anschließend mit einer Zellophanfolie ab und lassen Sie die Paste über Nacht einwirken. Der Umschlag kann täglich erneuert werden.

Yoga und Meditation
Bei spannungsbedingten Ellbogenschmerzen erhalten Sie optimale Hilfe durch Transzendentale Meditation (siehe Seite 47 ff.), Yoga und die ayurvedischen Lebensregeln. Nutzen Sie das Alarmsignal, Ihren Schmerz, als Anstoß, über Ihre Lebenssituation nachzudenken. Streben Sie nach klaren und einfachen Verhältnissen, werden Sie sich Ihrer Ziele bewusst und setzen Sie Lösungsansätze, die Sie vielleicht von Freunden oder Ihrem Lebenspartner erhalten, auch wirklich um. Sie können sicher sein: Schritte in die richtige Richtung werden von den Gesetzen, die das Leben regieren, immer unterstützt.

■ Das Handgelenk

Das Handgelenk ist eine Pufferzone. Mit ihm stützen wir uns ab und fangen bei einem Sturz den Stoß ab. In ihm vereinen sich fester Griff und Leichtigkeit. So schütteln wir aus dem Handgelenk alle Fähigkeiten, die uns leicht fallen.

Beschwerden im Handgelenk können von einer Überanstrengung kommen, die Sehnenscheiden befallen, an den Handwurzelknochen liegen oder aus einer Bindegewebsschwäche resultieren. Das so genannte instabile Handgelenk, häufig leiden jüngere Frauen daran, beruht auf einer Bänderschwäche, wodurch eine gewisse Grifffestigkeit im Gelenk fehlt und die Muskulatur dies auszugleichen versucht, was zu Verspannungen im Bereich des Handgelenks führt. Krankengymnastische Übungen zur Stärkung des Handgelenks sind hier wirkungsvoll.

■ Hände und Finger

Die Hände sind auch in der ayurvedischen Lehre ein Spiegel der Persönlichkeit. An der Hand erkennen wir leicht die vorherrschenden Doshas in unserer natürlichen Konstitution wieder. Kapha hat kräftige Hände mit runden Formen. Die Hand von Pitta ist mittelgroß, gut durchblutet und eher kantig in ihren Formen. Bei Vata-Personen liegt die Sensibilität in den Händen und Fingern. Ihre Glieder sind zierlich und fein und zeugen von großer Feinfühligkeit und Wahrnehmungsfähigkeit.

Mit den Händen beginnen wir, das Leben zu „begreifen", tasten uns in schwierigen Situationen vor, fühlen uns ein, erfassen oder lassen los. Von den Gelenken am Arm ist die Hand am meisten Vata-dominiert, der Ellbogen verkörpert mehr Pitta-Eigenschaften und die Schulter hat die meisten Kapha-Merkmale.

Fingerpolyarthrose

Diese häufige Arthrose-Erkrankung, vor allem bei Frauen, darf nicht verwechselt werden mit den Entzündungen und Schwellungen, wie sie bei der chronischen Polyarthritis auftreten. Im Gegensatz zur chronischen Polyarthritis sind bei der Fingerpolyarthrose typischerweise die End- und Mittelgelenke der Finger betroffen. Auch die Arthrose des Daumensattelgelenks gehört zu diesem ganz eigenständigen Krankheitsbild, das hormonabhängig meist nach den Wechseljahren in der Vata-Lebensphase des Menschen auftritt. Die betroffenen Gelenke sind knotig verdickt, äußerst kälteempfindlich und reagieren mit vermehrten Schmerzen bei Wetterwechsel, Winterkälte und anderen Vata-Einflüssen. Kommt eine sekundäre Entzündung dazu, dann sind sie außerdem rot, heiß und geschwollen. In diesem Fall wirken vorübergehend auch Pitta-kühlende Anwendun-

> Die befallenen Gelenke sind bei der Fingerpolyarthrose hart und knotig verdickt, äußerst kälteempfindlich und reagieren mit vermehrten Schmerzen bei Wetterwechsel, Winterkälte und anderen Vata-Einflüssen körperlicher oder seelischer Natur.

gen. Ansonsten ist die Fingerpolyarthrose eine ganz typische Vata-Krankheit, die wir ganzheitlich therapieren sollten, um zu einem anhaltenden Behandlungserfolg zu kommen. Die bereits eingetretenen Gelenkveränderungen der Arthrose gehen allerdings nicht mehr zurück, aber die Gelenke können etwas abschwellen und – das ist für die Betroffenen am wichtigsten – wieder schmerzfrei werden.

Vata behandeln
Beachten Sie alle Empfehlungen zur Behandlung von Vata-Problemen. Tägliches Abhyanga ist hier sehr nützlich, und Vata-Tee, die Heißwasser-Trinkkur, Amrit Kalash und ayurvedische Nahrungsergänzungen unterstützen den Heil- und Besserungsprozess ganz wesentlich. Die beste und wirkungsvollste Maßnahme ist das Pancha Karma. Dadurch gehen die schlimmsten Beschwerden innerhalb von wenigen Tagen zurück und die Patienten erfahren anhaltende Besserung.

Die folgende lokale Anwendung lindert die Schmerzen, fördert die Durchblutung und unterstützt alle Maßnahmen mit dem Ziel, einen Stillstand des Leidens zu erreichen: Massieren Sie Vata-Massageöl oder – noch besser – Gelenköl (MA 628) intensiv in die Hände und vor allem über den Gelenken ein, lassen Sie das Öl fünf Minuten einwirken und baden Sie dann die Hände zehn Minuten in gesättigter Salzwasserlösung. Eine ähnliche Wirkung hat eine Einreibung aus drei Teilen gereiftem Sesamöl und einem Teil Knoblauchsaft. Beides kurz erhitzen, dann wie oben beschrieben einmassieren und anschließend die Hände in gesättigter Salzwasserlösung baden.

Ama beseitigen
Die Fingerpolyarthrose hat neben Vata noch eine zweite wichtige Komponente, nämlich Ama, das die Srotas blockiert und die Versorgung des Gelenks und seines Knorpels mit Nährstoffen und guter Gleitflüssigkeit einschränkt. Milde, ausleitende Maßnahmen wie das ayurvedische Reisfasten oder die Zehn-Tage-Ama-Kur können, wenn sie individuell angepasst und unter kundiger Anleitung durchgeführt werden, daher auch die Fingerpolyarthrose sehr günstig beeinflussen.

Folgendes Fallbeispiel zeigt das eindrucksvoll: Eine etwa 60-jährige Frau von quirliger Vata-Natur litt an phasenweise auftretenden Beschwerden der Fingergelenke als Folge einer typischen Fingerpolyarthrose. Die Gelenkveränderungen waren noch relativ gering ausgeprägt, doch unübersehbar und schmerzend. Eine zehntägige Ama-Kur, wie auf Seite 43 f. beschrieben, hatte eine verblüffende Wirkung. Nach Abschluss der Diät traten keine Beschwerden mehr an den Fingergelenken auf. Die Verdickungen der Gelenke waren durch die Diät zwar nicht verschwunden, aber offensichtlich hatte sich der Ernährungszustand der Körpergewebe, vor allem der des Gelenkknorpels, und wahrscheinlich auch die Qualität und Menge der Synovialflüssigkeit, der Gelenkschmiere, so weit gebessert, dass die Patientin beschwerdefrei blieb. Ähnlich günstige Verläufe sind häufig zu beobachten, wenn bei Menschen das Verdauungsfeuer gestärkt, die Ausscheidung von Ama gefördert und die Qualität des Gewebestoffwechsels verbessert wird.

■ Die Hüfte

An den Bewegungen der Hüften zeigt sich, ob wir Schwung, Lebensfreude, Freiheit oder Musikalität besitzen oder ob wir steif und unbeweglich sind. Hier zeigt sich der Einfluss von Apana-Vata – das Prinzip des Loslassens, das bei Erkrankungen im Bereich des Beckens, vor allem des Hüftgelenks, eine bedeutende Rolle spielt.

Verschleißerscheinungen im Hüftgelenk

Verschleißerscheinungen im Hüftgelenk sind ein häufiges Ergebnis von Überlastungen des Gelenks, anlagebedingten Fehlstellungen und Fehlbildungen der Gelenkteile und Ernährungsstörungen durch Ansammlung von Ama in den Srotas, den feinen Kanälchen, die das Gelenk mit Gleitsubstanzen und Nährstoffen versorgen. Ist die Arthrose weit fortgeschritten und die Bewegung im Hüftgelenk stark eingeschränkt und sind die Schmerzen nur noch mit starken Schmerzmitteln zu ertragen, dann ist eine Hüftoperation unter Umständen nicht zu umgehen. Ein künstlicher Gelenkersatz befreit heute meist völlig von Schmerzen, bringt wieder Beweglichkeit und hält oft viele Jahre lang.

> **Pancha Karma ist auch bei Beschwerden im Hüftgelenk eine wirksame Therapie, Schmerzen zu lindern, die Muskulatur zu lockern sowie die Durchblutung und die Beweglichkeit des Gelenks zu verbessern.**

Um einem Fortschreiten der Arthrose vorzubeugen oder vorhandene Beschwerden und die Beweglichkeit zu bessern, sind intensive ayurvedische Maßnahmen erforderlich. Örtlich angewendet hilft eine Massage mit Gelenköl (MA 628) und nachfolgende feuchte Wärme, ähnlich wie bei der Kniearthrose beschrieben. Alle Behandlungen, die Apana-Vata verbessern, sind darüber hinaus hilfreich. Pancha Karma ist bei diesem Leiden ebenfalls eine wirksame Therapie, um Schmerzen zu lindern, die Muskulatur zu lockern sowie die Durchblutung und die Beweglichkeit des Gelenks zu verbessern. Lassen Sie sich am besten von einem Maharishi-Ayur-Veda-Arzt beraten.

■ Das Knie

Das Knie symbolisiert Standfestigkeit. Wer diese beweisen will, darf sich nicht „in die Knie zwingen lassen". Wer Angst hat, dem wackeln oder schlottern die Knie. Man beugte am Hofe das Knie, um seine untergebene Ehrerbietung darzutun. Wer echte Demut ausdrücken möchte, kniet nieder beim Gebet. Festigkeit und Stärke, Flexibilität und Nachgiebigkeit, widerstehen und nachgeben sind keine Gegensätze, sondern zwei Eigenschaften unserer Kniegelenke.

So verwöhnen Sie Ihr Kniegelenk

Neben den allgemeinen Empfehlungen zur Lebensführung sowie zur Ernährung und den verschiedenen Therapien des Maharishi Ayur-Veda bringt eine Ölmassage oft große Erleichterung: Gönnen Sie sich diese sanfte Ölmassage, die Sie mit viel Aufmerksamkeit und liebevoller Zuwendung an Ihrem Gelenk durchführen, täglich. Denn: Das Kniegelenk hat schon im gesunden Zustand außergewöhnliche Belastungen zu ertragen, wenn wir tagsüber auf den Beinen sind – umso mehr, wenn der Knorpel schwindet, die Muskeln sich verspannen und der Entzündungsreiz im Gelenk jeden Schritt zu einer Qual werden lassen. Mit regelmäßigen und gut durchgeführten Ölmassagen können Sie wesentlich zur Beruhigung und Entspannung der umgebenden Muskulatur und Sehnenansätze beitragen, regen damit die Durchblutung des Gelenks an und fördern die Produktion von Gelenkgleitflüssigkeit, die den Gelenkknorpel schützt und nährt.

Pancha Karma

Durch Pancha Karma (siehe Seite 45 ff.) können Gelenkfunktionen und -beschwerden oft erstaunlich gebessert werden, vor allem dann, wenn Übergewicht und Ama wesentliche Belastungsfaktoren für das Gelenk sind. Zwar verschwindet die Arthrose durch die Öltherapien nicht völlig, aber die Verhältnisse am Gelenk bessern sich spürbar und Beweglichkeit und Durchblutung nehmen zu.

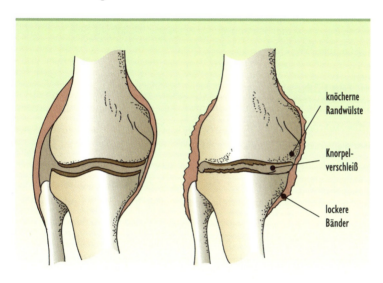

11: Kniegelenke (links gesundes und rechts durch Arthrose verändertes Gelenk). Im Spätstadium der Arthrose ist der Gelenkknorpel nicht nur geschädigt, sondern oft völlig zerstört. So kann Knochen auf Knochen reiben.

■ Sprunggelenke

Aus den Sprunggelenken können wir „große Sprünge machen", müssen uns aber vorsehen, es nicht zu übertreiben. Mit den Sprunggelenken balancieren wir den Körper, in der richtigen Balance erreichen wir unsere Ziele, bei fehlendem Gleichgewicht fallen wir und verfehlen sie. In der vedischen Astrologie (Jyotish) stehen die Sprunggelenke für Gewinn, Erfüllung von Hoffnungen und Bestrebungen und für Geiz.

Akute Verletzungen

Das Umknicken ist eine der häufigsten Verletzungen an den Sprunggelenken. Solche akuten Verletzungen sollten immer ärztlich diagnostiziert und behandelt werden, da Bänder überdehnt werden oder reißen können. Hervorragend schmerzlindernd wirkt eine Paste, die Sie herstellen, indem Sie MA 682, ein Pulver, mit warmem Wasser verrühren, die Mischung auftragen, mit einem Zellophanstück abdecken und anschließend verbinden. Sie kann über Nacht einwirken und täglich erneuert werden. Bei chronischen Beschwerden hilft eine Fußmassage mit Heilkräuterölen vorzüglich (siehe Seite 59).

■ Die Füße

Unsere Füße tragen uns treu durchs Leben und verdienen daher unsere volle Aufmerksamkeit und Zuwendung. Mit ihnen stehen wir auf dem Boden, stellen den Kontakt zur Mutter Erde her, bewegen uns fort und verändern uns. Die Füße sind unser „anderes Ende". An ihnen zeigt sich, ob wir integriert sind, die Ganzheit des Lebens erfassen, ob wir noch mit beiden Beinen auf der Erde stehen oder einseitig kopflastig sind. Die Füße stehen daher auch in der vedischen Astrologie für beide Bereiche unseres menschlichen Seins: für weltliche Errungenschaften und Spiritualität, für Gewinn und Verlust, Fall und Vergehen, stehen und sich reisend verändern und schließlich auch für Erleuchtung. Denn an den Füßen ist das Höchste und Erhabenste mit dem Einfachsten vereint. Die Füße sind es, die uns durchs Leben tragen und zur Erfüllung der vom Ayurveda erklärten Ziele im Leben beitragen: Rechtschaffenheit (Dharma), Wohlstand (Artha), Glück (Karma) und Befreiung (Moksha). An diesen „verehrungs-

> Lassen Sie von einem Arzt überprüfen, ob die Belastungsverhältnisse auf Ihr Kniegelenk ausgewogen sind. Beckenfehlstellungen oder Senk-Spreiz-Füße können zu einseitigen Druckbelastungen am Kniegelenkspalt führen und in Verbindung mit anderen ungünstigen Faktoren wie Krampfadern, Übergewicht, Meniskusverletzungen oder Knieoperationen eine Arthrose erzeugen oder verstärken. Durch orthopädische Maßnahmen kann oft Abhilfe geschaffen werden.

würdigen Status" unserer Füße erinnern auch religiöse Riten und Anschauungen wie die Fußwaschung von Jesus im Christentum oder die Verehrung der „Lotusfüße" des Meisters in der indischen Mythologie.

Balsam für Ihre Füße – täglich etwas Aufmerksamkeit
Wenn Sie Ihren Füßen wirklich etwas Gutes tun wollen, dann schenken Sie ihnen täglich ein wenig Aufmerksamkeit: Gönnen Sie sich und Ihren Füßen eine liebevoll durchgeführte ayurvedische Fußmassage, wie sie auf Seite 59 beschrieben ist. Wenn Sie nun noch ein Kräuterfußbad folgen lassen, erwächst aus Ihren dankbaren Füßen neue Frische und Wohlbefinden, die den ganzen Körper durchströmt. Besonders beruhigend wirken Lavendel, Hopfen und Melisse. Für einen belebenden Zusatz lassen Sie sich von Ihrem Apotheker eine Mischung aus Fichtennadeln, Thymiankraut und Eukalyptusblättern herstellen, von der Sie eine Hand voll heiß überbrühen, einige Minuten ziehen lassen und dem Badewasser zufügen.

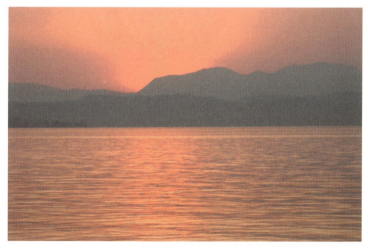

12: Das Farbenspiel der Natur ist Ausdruck des Farbklanges der Doshas. Die Farben der Natur stimulieren die Doshas und stärken die verschiedenen Agnis des Organismus und damit die Lebenskräfte und die Gesundheit. Die Therapie mit Farben ist ein neu belebter Ansatz im Maharishi Ayur-Veda.

Kapitel 5

Ein Ausblick

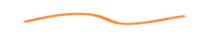

Moderne Naturwissenschaft – zeitlose vedische Wissenschaft

Zum Abschluss möchten wir Sie mit einer der herausragendsten Entdeckungen unserer Zeit bekannt machen, die nicht nur dem Ayurveda seinen Platz und seine Bedeutung innerhalb des ganzen Veda und seiner verschiedenen Wissenszweige zuweist, sondern ganz neuartige und faszinierende Behandlungsmöglichkeiten eröffnet. Es ist die Entdeckung der *Klänge*, aus denen unsere Zellen, Organe und Gewebe entstehen, ja der gesamte menschliche Körper gebildet wird. Wir wissen heute: Jede Zelle hat ihren Eigenklang – sie ist verstimmt, wenn sie kränkelt, und wohl gestimmt, wenn sie gesund und vital ist. Ließe sich der Eigenklang einer kranken Leberzelle oder eines funktionsgestörten Organs aktivieren, ließen sich Zelle und Organ in heilende Schwingung und Resonanz versetzen und die gesunde Funktion und Struktur wiederherstellen, dann hätten wir einen perfekten und natürlichen Heilansatz. Diese Möglichkeit steht tatsächlich vor der Tür.

Nicht nur die Klänge, die den Körper bilden, sind entdeckt worden, der Bauplan selbst, nach dem unser Organismus geschaffen wird, scheint ebenfalls offen gelegt. Um es vorwegzunehmen: Damit sind nicht die Gene gemeint, die auf der molekularen und zellulären Ebene das Leben steuern. Das ist das Gebiet der Molekularbiologen und Genforscher, die lernen, die Gene zu manipulieren – zum Guten wie zum Schlechten. Aus vedischer Sicht gibt es hinter den Genbausteinen einen immateriellen Plan, eine stille, ordnende und integrierende Intelligenz, die auf der stillsten Ebene unseres Bewusstseins in Form von Urklängen des Lebens und der Physiologie wahrgenommen werden kann.

Zugegeben, das klingt zunächst sehr philosophisch und wenig praktisch. Erinnern Sie sich aber für einen Moment an eine alltägliche Erfahrung: Sie gehen abends müde und mit vielen Eindrücken belastet zu Bett und finden einen erholsamen Schlaf. Am nächsten Morgen erwachen Sie frisch und neu geordnet, die Eindrücke des Vortags haben Sie verarbeitet und vielleicht ist auch das eine oder andere körperliche Unwohlsein verschwunden. Was haben Sie selbst zu dieser heilsamen Erneuerung beigetragen? Sie haben sich hingelegt, sich dem Schlaf ergeben – und sich herausgehalten! Das heißt im Klartext: Sie haben sich einer ordnenden Intelligenz überlassen und diese hat alles ohne ihr Zutun gerichtet. Sie selbst haben also nicht den geringsten aktiven Beitrag geleistet, mit einer Ausnahme: Sie haben eine Bedingung geschaffen, unter der diese innere Intelligenz, wir können sie auch den inneren Arzt oder die Selbstheilungskräfte nennen, wirken konnten.

Nun mögen Sie einwenden: Schön und gut, aber dieser Vorgang ist bekannt, er wird von den Genen gesteuert. Nur: Die DNA, unsere Erbsubstanz, ist keine feste Einrichtung. Sie ist wie der gesamte Körper ein fließendes System, in dem unaufhörlich alle Atome und Moleküle ausgetauscht werden. Wie kann also der genetische Code ein Bauplan sein, wenn er sich kontinuierlich verändert? Dafür wird es sicher Erklärungsversuche geben.

Die vedischen Weisen hatten und haben eine eigene Interpretation der Grundlage des Lebens. Sie haben in der Tiefe ihrer Meditation ein noch grundlegenderes Ordnungsprinzip erkannt, den Bauplan hinter dem Bauplan sozusagen – eine stille Intelligenz, die auch die Gene erschafft und die sie als die einzige und unveränderliche Quelle des Lebens erkannten. Sie nannten es den *Veda*, das reine Wissen, die stille Intelligenz der Natur, die allem Leben zugrunde liegt.

Der Mensch – ein vollkommenes Abbild des Universums

Obwohl sich die medizinische Forschung von allen Wissenschaften am intensivsten mit dem Leben selbst auseinander setzt, hat sie der eigentlichen

Quelle des Lebens wenig Aufmerksamkeit geschenkt. Die moderne Medizin hat immer noch ein ausschließlich mechanistisches Menschenbild, während andere Naturwissenschaften, vor allem die Physik, bereits einen weiteren Schritt in Richtung des Verständnisses von Naturzusammenhängen vollzogen haben: Dies geschah mit der Entdeckung der Intelligenz der Natur auf der grundlegenden Quantenebene, einem Einheitsfeld, das aus den Beobachtungen der Physik allen Naturerscheinungen zugrunde liegt.

In der jahrtausendealten vedischen Wissenschaft wird dieses Feld ebenfalls als grundlegendes Intelligenzmuster der Schöpfung betrachtet, das von jedem Menschen auf der stillsten Ebene seines Bewusstseins erfahren werden kann. Es gilt als die Quelle des Veda und der gesamten vedischen Literatur. Jeder Mensch ist somit ein Abbild der Natur und des Universums. Er ist dadurch auch im Besitz der Weisheit und der Intelligenz, die die gesamte Schöpfung aufrechterhalten.

▪ Menschlicher Körper – Ausdruck des Veda und der vedischen Literatur

Können Sie sich vorstellen, den Klang der Organe Ihres Körpers zu hören? Unvorstellbar und doch real. Prof. Dr. Tony Nader, ein Neurophysiologe, der am renommierten Massachusetts Institute of Technology promoviert und zahlreiche Forschungsarbeiten auf dem Gebiet der Neurochemie und Neuro-Endokrinologie veröffentlicht hat, fand heraus, dass die Gesetzmäßigkeiten, die den menschlichen Geist und Körper strukturieren, dieselben sind, die den Silben, Versen, Kapiteln und Büchern der vedischen Literatur Struktur verleihen. *„Alle Komponenten, Organe und Organsysteme des menschlichen Körpers, vor allem die verschiedenen Teile des Nervensystems, stimmen ihren Spezialisierungen entsprechend sowohl in Struktur als auch in Funktion eins zu eins mit den 40 Zweigen der vedischen Literatur überein."* (Tony Nader, „Menschlicher Körper – Ausdruck des Veda und der vedischen Literatur")

Das heißt: Das, was die vedischen Seher aus ihrer inneren Schau heraus erkannt und in Klang und Sprache, in Vers und Rhythmus gebracht haben, waren und sind die Vibrationen und Klangbausteine, die dem Körper zugrunde liegen. Sie können von Experten, den vedischen Pandits, rezitiert und hörbar gemacht werden. Dabei ist es nicht der Inhalt der Texte, sondern die exakte phonetische Struktur, um die es geht und die den Ordnungsprinzipien der Organe, Organsysteme und Komponenten des menschlichen Körpers entspricht und sie reflektiert.

Prof. Dr. Nader hat diese Entdeckung in jahrelanger Forschungsarbeit und durch die Inspiration und Unterstützung durch Maharishi Mahesh Yogi gemacht. Beispielhaft werden im Folgenden einige konkrete Ergebnisse, die auch in Buchform erschienen sind, aufgezeigt.

■ Yoga – der Text des Patanjali

Der vedische Weise Maharishi Patanjali hat in seinem Bewusstsein einen Bestandteil des Veda geschaut und aufgezeichnet, der große Berühmtheit erlangt hat, da er sich mit den außergewöhnlichen Fähigkeiten des Menschen befasst. In seinen „Yoga-Sutras" hat er 195 Verse einer bestimmten Rhythmik, Klangstruktur, Silben- und Lautsequenz niedergeschrieben. Der Sinn dieser Sutren ist es, Yoga, d. h. die Einheit oder Integration im menschlichen Bewusstsein, herzustellen. In unserem Großhirn gibt es bemerkenswerterweise genau 195 Faserbündel, so genannte Assoziationsfasern, die den Sutren exakt entsprechen und anatomisch sowie funktionell die Einheit und die Verbindung zwischen bestimmten Hirngebieten herstellen.

Spektakulär daran sind nun nicht so sehr die paranormalen Fähigkeiten, die in den einzelnen Sutren beschrieben werden, sondern dass Dr. Tony Nader jeder Assoziationsfaser im Gehirn das entsprechende Sutra des Patanjali nach Bedeutung und Inhalt zuordnen konnte.

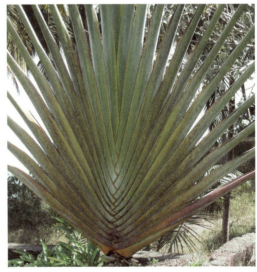

13: Überall in der Natur findet sich die große Ordnung. Sie ist Ausdruck des Veda, der integrierenden Kraft und der stillen Intelligenz der Natur.

Das Beispiel der Patanjali-Sutren ist vor allem auch deshalb so eindrucksvoll, weil einer definierten Anzahl von vedischen Klangstrukturen (Versen) genau die gleiche Anzahl an Funktionsbereichen im Gehirn gegenübersteht. Diese Eins-zu-eins-Beziehung zwischen Veda und Nerven bzw. Körperstrukturen konnte Nader verblüffenderweise für alle 40 Teile der vedischen Literatur, also auch für die Unterteilungen, Kapitel und Verse, herstellen.

Die praktische Anwendung
Die praktische Konsequenz besteht nun darin, den entsprechenden Textteil der vedischen Literatur als Urklangtherapie bei Funktionsstörungen von Hirnteilen, etwa bei psychischen oder hirnorganischen Krankheiten, anzuwenden. Erste Versuche zeigen frappierende Ergebnisse: Ein Patient, der das Problem hatte, sich zwischen zwei Möglichkeiten nie entscheiden zu können, und deswegen seit Jahren an schweren und therapieresistenten Kopfschmerzen litt, wurde angewiesen, täglich einen vedischen Text zu lesen, der zum Thalamus passt. Der Thalamus ist eine Hirnstruktur, deren Hauptaufgabe darin besteht, eine Unterscheidung zwischen ankommenden Hirnimpulsen und Informationen zu treffen und diese an die richtigen Folgestrukturen und Zentren weiterzuleiten. Der Patient hatte bereits nach einigen Tagen keine Beschwerden mehr.

■ Sthapatya-Veda – der Bauplan des Körpers

Das Wissen vom gesunden Bauen und Wohnen ist im Sthapatya-Veda niedergelegt. Dieser Bereich des Veda ist für alle geordneten Strukturen in der Natur maßgebend, enthält also auch den Bauplan für die Anatomie, den Körperbau, des Menschen. In seinen verschiedenen Textteilen, Versen und in den Klangcharakteristiken finden sich die grundlegenden Ordnungs- und Frequenzmuster zum Erschaffen und Erhalten der materiellen Grundlage unseres Seins. Die Ausgestaltung dieses Plans, unser Körper, beherbergt das spirituelle Wesen, er ist sozusagen das Haus für die kosmische Seele, den Atman. Dieses Haus sollte sorgsam gepflegt und erhalten werden, denn in seinen Räumen liegen die Voraussetzungen für spirituelles Wachstum und Erfüllung – und das sind die wichtigsten Lebensziele aus vedischer Sicht. Der Sthapatya-Veda liefert die Informationen, die zum Erhalt oder Wiedererschaffen der Ordnung im Körper notwendig sind. Die äußere Wohnwelt steht dabei in enger und untrennbarer Wechselwirkung zur inneren Wohnwelt unseres Körpers. Sthapatya-Veda ist neben Jyotish und Yagyas besonders bei schweren und chronischen Krankheiten ein wichtiger therapeutischer Ansatz.

Vedische Astrologie – Sonne, Mond und Sterne in unserem Bewusstsein

Jyotish ist die vedische Astrologie, deren gesetzmäßige Strukturen die Rishis ebenfalls vor Tausenden von Jahren in ihrem eigenen Bewusstsein geschaut haben. Sie entwickelten daraus eine praktische Methode, die es ermöglicht, in die Vergangenheit zu blicken, diese mit der Gegenwart zu verbinden und daraus Einblicke in die Zukunft zu erhalten. Jyotish bedeutet Licht. Die Aufgabe der vedischen Astrologie besteht also darin, Licht in das Dunkel vergangener und zukünftiger Ereignisse zu bringen. Da die Eigenschaften von Jyotish als Teil des Veda im Bewusstsein jedes Menschen verankert sind, lässt sich daraus ein großer Nutzen für das tägliche Leben ziehen.

Die Planeten in unserem Körper

Prof. Dr. Tony Nader hat die Planeten den Strukturen unseres Nervensystems, den Organsystemen und den Körperteilen nach den Text- und Klangstrukturen der vedischen Literatur zugeordnet. Demnach drücken sich die Qualitäten des Mondes im Hypothalamus aus, einer kleinen, aber wichtigen Hirnstruktur, die unterhalb des Thalamus im Zentrum unseres Gehirns sitzt. Der Hypothalamus ist in die Welt unserer Emotionen und Gefühle eingebunden. Er kontrolliert unser Essverhalten, die Körpertemperatur und das Fortpflanzungsverhalten und er steuert minutiös die vielfältigen Hormonzyklen unseres Körpers. Er regelt den Menstruationsrhythmus der Frau ebenso wie die Tag-Nacht-Zyklen des körpereigenen Kortisons oder die Ausschüttung von Schlafhormonen. Seine von Neuroanatomen und Hirnphysiologen beschriebenen Funktionen und Eigenschaften stimmen mit jenen überein, die im Jyotish dem Mond zugeschrieben werden: Im Mond und seinem 28 Tage dauernden Lauf um die Erde spiegelt sich die Welt des Hypothalamus wider. Ähnliche Zusammenhänge lassen sich auch zwischen anderen Hirnbereichen und den

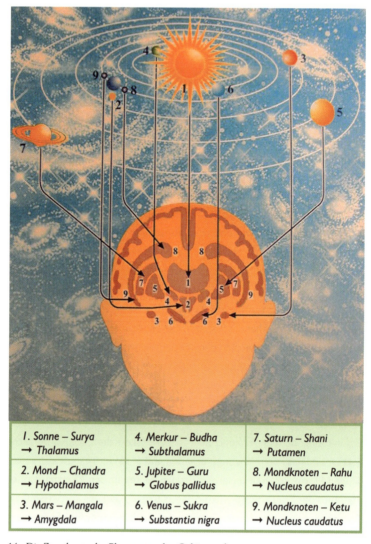

1. Sonne – Surya → Thalamus	4. Merkur – Budha → Subthalamus	7. Saturn – Shani → Putamen
2. Mond – Chandra → Hypothalamus	5. Jupiter – Guru → Globus pallidus	8. Mondknoten – Rahu → Nucleus caudatus
3. Mars – Mangala → Amygdala	6. Venus – Sukra → Substantia nigra	9. Mondknoten – Ketu → Nucleus caudatus

14: Die Zuordnung der Planeten zu den Gehirnstrukturen

übrigen neun Planeten der vedischen Astrologie herstellen: Sonne und Thalamus; Mars und roter Kern, Amygdala; Merkur und Subthalamus; Jupiter und Globus pallidus; Venus und schwarze Substanz (Substantia nigra); Saturn und Putamen; Rahu (aufsteigender Mondknoten) und Kopfanteil des Kaudatuskerns; Ketu (absteigender Mondknoten) und hinterer Anteil des Kaudatuskerns.

Neue Wege für die Zukunft

Der Veda als Bauplan des menschlichen Körpers eröffnet eine faszinierende Welt mit neuen Forschungs- und Erkenntnismöglichkeiten, die Experten der vedischen Wissenschaft zusammen mit Neuroanatomen, Biochemikern und Physiologen in den nächsten Jahren erobern werden. Die daraus gewonnenen Erkenntnisse könnten das Bild vom Menschen in der medizinischen Welt grundlegend verändern und ganz neuartige Therapiemöglichkeiten eröffnen.

Kapitel 6

Anhang

Liste der Nahrungsergänzungen

Die in diesem Buch angeführten Zubereitungen sind nicht Medikamente im pharmakologischen Sinn mit Wirkungen und Nebenwirkungen, sondern konzentrierte Nahrungsmittel, die unseren Körper an seine eigene ordnende Intelligenz erinnern. Sie sind nach traditionellen ayurvedischen Rezepturen entsprechend dem modernsten hygienischen Standard hergestellt und haben keinerlei schädliche Nebenwirkungen. Alle hier angeführten Zubereitungen können bei Zimmertemperatur aufbewahrt werden und verlieren nach dem gesetzlichen Ablaufdatum allmählich an Wirkung. Zu Anwendung und Dosierung wenden Sie sich bitte an einen Ayurveda-Arzt.

▪ MA 4
Kräuterpaste, „Nektar"-Anteil von Amrit Kalash; beseitigt freie Radikale, ernährt und stärkt Geist und Körper; wichtigstes Rasayana.

Dosierung: 2 x 1 TL morgens und nachmittags, pur oder in etwas warmer Milch. Für Diabetiker steht eine zuckerfreie Form in Tabletten zur Verfügung (MA 4T).

▪ MA 5
Kräutertabletten, „Ambrosia"-Anteil von Amrit Kalash; wasserlöslich, beseitigt freie Radikale, stärkt vor allem das Immunsystem; zusammen mit MA 4 wichtigstes Rasayana.

Dosierung: 2 x 1 Tablette mit warmem Wasser vor dem Frühstück oder Mittagessen und Abendessen.

▪ MA 130
Kräutertabletten mit entzündungshemmender Wirkung bei entzündlichem Rheuma und Gicht.

Dosierung: 2 x 2 Tabletten eine halbe Stunde vor dem Frühstück und Abendessen mit etwas warmem Wasser oder Honig einnehmen.

- **MA 154**

Kräutertabletten mit verdauungsunterstützender Wirkung, stärken Agni, verbessern den Appetit, lindern Übersäuerung und Blähungen, regulieren den Stuhlgang und verbessern die Leber- und Bauchspeicheldrüsenfunktion.

Dosierung: 1 Tablette 15 bis 30 Minuten nach der Mahlzeit mit Wasser oder Lassi einnehmen.

- **MA 299**

Kräuteröl auf Sesamölbasis zur äußeren Einreibung und Massage bei Gelenk- und Muskelschmerzen; lindert Schmerzen, verbessert die Gelenkbeweglichkeit, entspannt die Muskulatur.

Dosierung: 1 bis 2 x täglich erwärmtes Öl (37 °C) sanft auf die schmerzenden Stellen einmassieren; kann mit MA 628 gemischt und kombiniert angewendet werden.

- **MA 505**

Triphala; besteht aus Extrakten von Haritaki, Bibhitaki und Amalaki; eine der am meisten verwendeten Zubereitungen zur Stärkung und Reinigung des Magen-Darm-Trakts.

Dosierung: 1 bis 5 Tabletten (0,5 bis 2,54 g) vor dem Schlafen mit Wasser zur Regulierung der regelmäßigen Ausscheidung.

- **MA 579**

Kräutertabletten zur Stärkung der Funktion von Leber und Galle, auch zur Entgiftung und zur Stärkung der Leber nach Belastung durch Alkohol oder leberschädigende Medikamente.

Dosierung: 2 x 1 Tablette mit Wasser vor dem Frühstück und Abendessen.

- **MA 628**

Kräuteröl zur äußeren Anwendung bei Gelenk- und Muskelschmerzen.

Dosierung: 1 bis 2 x täglich erwärmtes Öl (37 °C) sanft auf schmerzhafte Stellen einmassieren.

- **MA 631**

Kräutertabletten zur Stärkung der Verdauungskraft und des körpereigenen Enzymsystems (= Agni); wichtiges Rasayana.

Dosierung: 3 x 1 Tablette mit warmem Wasser oder warmer Milch 30 Minuten vor oder nach dem Essen.

■ MA 634

Stark aromatisches Kräuteröl; vorwiegend zur äußeren Anwendung.

Dosierung: 1 bis 2 Tropfen; äußerlich zur Inhalation, um die Atemwege freizuhalten; zum Einreiben auf schmerzhafte Stellen bei Kopf-, Muskel- oder Gelenkschmerzen; innerlich (auf 1 EL Wasser) bei Übelkeit oder leichten Herzbeklemmungen versuchsweise, bevor ein Medikament zum Einsatz kommt.

■ MA 682

Kräuterpulver; in erster Linie für Hautkrankheiten zur äußeren Anwendung, aber auch für akute Schmerzzustände wie Verrenkungen und Sehnenansatzschmerzen nach Überanstrengung.

Dosierung: Dicke Paste mit Wasser anrühren; bei Schmerzen auf die betroffene Stelle auftragen, mit etwas Zellophanfolie abdecken, verbinden und über Nacht einwirken lassen; gegebenenfalls erneuern.

■ MA 728

Kräuterbalsam zur äußeren Anwendung; bei Verstauchung, Muskel- und Gelenkschmerzen, Kopfschmerz und Migräne.

Dosierung: Bei Bedarf sanft auf die schmerzenden Stellen einmassieren.

■ MA 930

Kräutertabletten zur Behandlung von Schmerzen bei Arthrose und entzündlichem Rheuma; beseitigt Ama, regt die Verdauung und den Stoffwechsel an und gleicht Vata und Kapha in den Gelenken aus.

Dosierung: 1 bis 2 Tabletten 3 x täglich vor den Mahlzeiten mit warmem Wasser einnehmen.

■ MP 16

Nasenreflexöl; bei täglicher Anwendung verbessert es die Abwehrkräfte im Hals-Nasen-Ohren-Bereich, stimuliert die Durchblutung des Kopfes und die Tätigkeiten der hormonbildenden Hypophyse.

Dosierung: 1 bis 2 Tropfen auf die linke Handfläche geben, mit dem Zeigefinder der rechten Hand in die Nasenlöcher einstreichen, bei sanftem Druck auf die Nasenflügel vorsichtig aufschnupfen, bis ein leichter Reiz spürbar ist. Dann gut ausschnäuzen und gurgeln.

■ **H 15**

Kräutertabletten aus dem Harz der Weihrauchpflanze; wirken unter anderem spezifisch bei entzündlichen rheumatischen Krankheiten.

Dosierung: 3 x 1 bis 3 x 2 Tabletten bei Langzeitbehandlung.
(Importeur: Ayurmedica GmbH, Possenhofen; rezeptpflichtig)

■ **Bezugsquellen:**

Deutschland:
MTC
Maharishi Technology Corporation B.V.
Postfach 1126
D-41845 Wassenberg
Tel.: 01805-108109
Fax: 01805-110

Österreich:
Maharishi Ayur-Veda GmbH
Biberstraße 22/2
A-1010 Wien
Tel.: 0043-1-5127859
Fax: 0043-1-5139660

Maharishi Ayur-Veda Gesundheitszentrum
Bahnhofstraße 19
A-4910 Ried im Innkreis
Tel.: 0043-7752-88110
Fax: 0043-7752-866224

Schweiz:
M. A. P.
Dr. Oliver Werner
CH-6377 Seelisberg
Tel.: 0041-43312796
Fax: 0041-43315286

ANHANG

Zur Aussprache der Sanskrit-Wörter

Sanskrit (*samskritam*), die alte indische Hochsprache, bedeutet „vervollständigt" oder „zusammengesetzt" (sam = zusammen und kritam = gesetzt, getan). Es ist in zwei Hauptgruppen unterteilt: das ältere vedische Sanskrit und das klassische Sanskrit.

Die übliche Sprechweise ist englisch-phonetisch: Die Vokale werden wie im Deutschen ausgesprochen. A, i, u sind kurz, ā, ī, ū sind lang, werden aber in diesem Buch nicht berücksichtigt, e und o werden immer lang ausgesprochen.

„Sh" als „Sch"
(Shiva = Schiva)
„V" als „W"
(Vāta = Wata)
„Ch" als »Tsch«
(Chūrna = Tschurna)
„J" als „Dsch"
(Rajas = Radschas)
„Y" als „J"
(Yoga = Joga)
„H" wie das deutsche H, mit einem leisen Nachklang des vorangehenden Vokals, wenn das H am Wortende steht.

Die Betonung erfolgt entsprechend der vorletzten Silbe. Ist diese lang, hat sie den Akzent, ist sie kurz, liegt der Ton auf der drittletzten Silbe.

Adressen und Bücher

■ **MAV- Gesundheitszentren:**

Deutschland:

Maharishi Ayur-Veda
Gesundheitszentrum
Iserbrookerweg 56
D-22589 Hamburg
Tel.: 040-452080
Fax: 040-447697

Maharishi Ayur-Veda
Gesundheitszentrum
Wilhelm-Busch-Str. 1
D-49661 Cloppenburg
Tel.: 04471-81218 o. 5654
Fax: 04471-81219

Maharishi Ayur-Veda
Gesundheitszentrum Lüchtefeld
Gesekerstr. 8
D-59590 Mönninghausen
Tel.: 02942-78558
Fax: 02942-57248

Maharishi Ayur-Veda Gesundheitszentrum Parkschlösschen Bad Wild-
stein
Wildbadstr. 201
D-56841 Traben-Trarbach
Tel.: 06541-7050
Fax: 06541-705120
e-mail: **info@parkschloesschen.de**
www.parkschloesschen.de

Maharishi Ayur-Veda Gesundheits-
und Seminarzentrum
Am Robert-Kampe-Sprudel
D-56130 Bad Ems
Tel.: 02603-94070
Fax: 02603-3122
e-mail: **mav-badems@t-online.de**
www.ayurveda-badems.de

Maharishi Ayur-Veda Gesundheits-
zentrum Am Starnberger See GmbH
Hindenburgstr. 21
D-82343 Pöcking
Tel.: 08157-7133 o. 7152
Fax: 08157-7068

Österreich:

Maharishi Ayur-Veda
Gesundheitszentrum
Bahnhofstr. 19
A-4910 Ried
Tel.: 0043-7752-88110
Fax: 0043-7752-866224
e-mail: **mahagan@magnet.at**

Maharishi Ayur-Veda Gesundheitszentrum Hotel Schloss Pichlarn
A-8952 Irdning/Ennstal
Tel.: 0043-3682-228410
Fax: 0043-3682-2284116
e-mail: **office@ayur-veda.at**
www.ayur-veda.at

Maharishi Ayur-Veda
Gesundheitszentrum
Biberstr. 22/1
A-1010 Wien
Tel.: 0043-1-5127859
Fax: 0043-1-5139660

Schweiz:

Maharishi Ayur-Veda
Gesundheitszentrum
CH-6377 Seelisberg
Tel.: 0041-41-8205750
Fax: 0041-41-8205286
e-mail: **info@mav-seelisberg.ch**
www.mav-seelisberg.ch

Die Adressen von Ärzten mit ayurvedischer Zusatzausbildung erhalten Sie bei der:

Deutschen Gesellschaft für Ayurveda
Wildbadstr. 201
D-56841 Traben-Trarbach
Tel.: 06541-5817
Fax: 06541-811982
e-mail: **ayur-veda@net-art.de**
www.ayurveda.de

Ausbildung für Ärzte und medizinische Heilberufe:

Akademie der Deutschen Gesellschaft für Ayurveda
Kontaktadresse:
Wildbadstr. 201
D-56841 Traben-Trarbach
Tel.: 06541-5817
Fax: 06541-811982
e-mail: **ayur-veda@net-art.de**
www.ayurveda-seminare.de

Int. Maharishi Sthapatya-Veda-Beratungsdienst

Postbus 272
NL-6300 AG Valkenburg
Tel.: 0031-475-387831
Fax: 0031-475-387829

Transzendentale Meditation (TM)

Grundkurse für Transzendentale Meditation schließen neben der eigentlichen Meditationstechnik auf Wunsch auch Yoga-Asanas und ayurvedische Körper- und Atemübungen ein. Die Kurse werden in allen Maharishi-Ayur-Veda-Gesundheitszentren und zusätzlich in mehr als 100 Städten im deutschsprachigen Raum angeboten.
Die genaue Anschrift des TM-Lehrinstituts in Ihrer Nähe erhalten Sie bei:

Deutschland:

Maharishi Veda GmbH
Teichwiesen 33
D-49152 Bad Essen/Wittlage
Tel.: 01805-216421

Österreich:

Maharishi Ayur-Veda
Gesundheitszentrum
Biberstr. 22/1
A-1010 Wien
Tel.: 0043-1-5127859
Fax: 0043-1-5139660

Schweiz:

Schweizerische Vereinigung
für Maharishi Ayur-Veda
Postfach 3
CH-6377 Seelisberg
Tel.: 0041-41-8205122

■ **Lieferanten aller genannten ayurvedischen Produkte, von Gandharva-Veda-Musikaufnahmen und Fachliteratur:**

Deutschland:

MTC
Postfach 1126
D-41845 Wassenberg
Tel.: 01805-108109 o. 02432-2494
Fax: 02432-939492
e-mail: **mtc@ayurveda-produkte.de**

Hannemann Versand
für ayurvedische Literatur und Produkte
Im Branduhl 7
D-21354 Bleckede
Tel.: 05853-978988
Fax: 05853-9801100
e-mail: **LT565228@aol.com**

Österreich:

Maharishi Ayur-Veda
Gesundheitszentrum
Bahnhofstr. 19
A-4910 Ried
Tel.: 0043-7752-88110
Fax: 0043-7752-866224
e-mail: **mahagan@magnet.at**

Schweiz:

Ayur-Veda AG
Waldhaus
CH-6377 Seelisberg
Tel.: 0041-41-8205544
Fax: 0041-41-8205123
e-mail: **info@veda.ch**
www.veda.ch

■ **Buchempfehlungen:**

Die heilenden Klänge des Ayurveda
Dr. med. Ernst Schrott
Haug-Verlag, ISBN 3-8304-2055-2

Ayurveda für jeden Tag
Dr. med. Ernst Schrott
Mosaik-Verlag, ISBN 3-442-16131-2

Die köstliche Küche des Ayurveda –
Körper und Seele im Einklang
Über 250 Rezepte
Dr. med. Ernst Schrott
Heyne-Verlag, ISBN 3-453-12997-0

Gesundheit aus dem Selbst –
Transzendentale Meditation
Dr. W. Schachinger / Dr. E. Schrott
J. Kamphausen Verlag, ISBN 3-933496-42-X

Natürlich schön mit Ayurveda
Dr. med. E. Schrott / Cynthia N. Bolen
Mit zahlreichen Rezepten zur Schönheitspflege
Mosaik-Verlag, ISBN 3-576-10728-2

Aufbruch zur Stille
Dr. med. Ulrich Bauhofer
Lübbe-Verlag, ISBN 3-7857-0873-4

Ayurveda Kursbuch für Mutter und Kind
Dr. Karin Pirc
Lübbe-Verlag, ISBN 3-453-13261-0

Den Alterungsprozess umkehren
Dr. Karin Pirc
J. Kamphausen Verlag, ISBN 3-933496-56-X

Menschlicher Körper – Ausdruck des
Veda und der vedischen Literatur
Dr. med. Tony Nader
MVU-Press NL, ISBN 90-71750-18-03

Weihrauch – die außergewöhnliche
Heilwirkung des indischen Weihrauchbaumes
Dr. med. Ernst Schrott
Mosaik-Verlag, ISBN 3-576-11203-0

Kopfschmerz muss nicht sein
Dr. med. Ernst Schrott /
Dr. med. Wolfgang Schachinger
Aurum Verlag, ISBN 3-89901-001-9

Zu den Autoren

Dr. med. Ernst Schrott
ist Arzt für Naturheilverfahren und Homöopathie in Regensburg und einer der renommiertesten Ayurveda-Ärzte Deutschlands. Seine umfassende Ausbildung in ayurvedischer Medizin erhielt er bei führenden Ayurveda-Ärzten Indiens. Er ist Autor zahlreicher Publikationen und Bestseller über Ayurveda und vedische Bewusstseinstechnologien. Dr. Schrott, Gründungsmitglied und Vorstand der Deutschen Gesellschaft für Ayurveda, bemüht sich seit Jahren in Vorträgen und Seminaren sowie in Rundfunk- und Fernsehsendungen um die Verbreitung des Maharishi Ayur-Veda.

Dr. med. Wolfgang Schachinger
ist Arzt für Allgemeinmedizin und Leiter des Maharishi Ayur-Veda Gesundheitszentrums Ried im Innkreis/Oberösterreich, in dem alle 20 Ansätze des Maharishi Ayur-Veda einschließlich der Pancha-Karma-Reinigungskur angeboten werden. Dr. Schachinger, erfolgreicher Buchautor, Referent und Seminarleiter, ist ebenfalls einer der erfahrensten Ayurveda-Ärzte im deutschsprachigen Raum. Er ist Gründungsmitglied der Österreichischen Gesellschaft für ayurvedische Medizin.

Die beiden Autoren gehören zu den Pionieren des Ayurveda in Europa. Sie leiten die Akademie der Deutschen Gesellschaft für Ayurveda, eine Einrichtung, die sich um eine professionelle Ausbildung für Ärzte und medizinische Heilberufe sowie für medizinische Laien in vedischer Medizin bemüht.

Hinweis an die Leser

Dieses Buch ist nicht für die Diagnose, die Erteilung ärztlicher Verordnungen oder zur Therapie bestimmt. Die Behandlung schwerer Erkrankungen verlangt die genaue Analyse durch einen Arzt, der ein auf die Krankheit zugeschnittenes Behandlungsprogramm zusammenstellen wird.

Verlag und Autoren können keinerlei Haftung für etwaige Schäden übernehmen, die sich aus der praktischen Umsetzung der in diesem Buch vorgestellten Anwendungen und Übungen ergeben. Jeder Leser sollte in eigener Verantwortung entscheiden, wie er mit den Informationen dieses Buches umgeht.

Notizen

Notizen

**Alois M. Maier
Dr. med. Ernst Schrott**

Erfolg

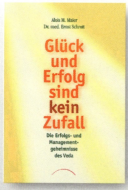

Vedisches Management baut auf der Erkenntnis auf, dass der Mensch Teil der Natur ist und ihm ihre Intelligenz und Organisationskraft vollständig zur Verfügung stehen. Es geht also darum, die Erfolgsprinzipien der Natur im eigenen Leben umzusetzen. Der erste Schritt besteht in der Einsicht, dass Glück das eigentliche Geheimnis des Erfolges ist, und das betrifft alle Lebensbereiche des Menschen, nicht nur seinen beruflichen Erfolg. „Glücksmanagement" entspricht der Kunst, die Natur für sich arbeiten zu lassen. Der Kunst, weniger zu tun und mehr zu erreichen. Der Kunst, auf der Basis von Bewusstsein zu agieren, Intuition und Kreativität einzusetzen und klare Motivationen zu haben. Der Kunst, im Einklang mit seinem Dharma sowohl individuell als auch global Glück und Frieden zu erzeugen.

Alois M. Maier / Dr. med. Ernst Schrott:
Glück und Erfolg sind kein Zufall | 450 Seiten | ISBN 3-933496-62-4

J. Kamphausen

**Dr. med. Wolfgang Schachinger
Dr. med. Ernst Schrott**

Gesundheit

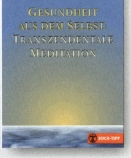

Die beiden Autoren, selbst niedergelassene Ärzte, unternehmen eine spannende Reise in das Reich des Bewusstseins und in die Heilungsgeheimnisse des Körpers und entschlüsseln seinen kosmischen Bauplan. Sie zeigen, warum die Transzendentale Meditation wirkungsvoll ist, und belegen dies an vielen Beispielen aus der medizinischen Praxis.

Sie führen den Leser aber auch auf eine kulturübergreifende Zeitreise, bringen ihm in Zitaten und Szenen Persönlichkeiten der Weltgeschichte und ihre Seinserfahrungen nahe. Sie veranschaulichen, dass es in allen Zeiten und Kulturen Menschen gegeben hat, die aus ihren spirituellen Erfahrungen wesentliche positive Impulse für ihr Leben geschöpft haben.

Dr. med. Wolfgang Schachinger / Dr. med. Ernst Schrott:
Gesundheit aus dem Selbst: Transzendentale Meditation | 200 Seiten | ISBN 3-933496-42-X

J. Kamphausen

Dr. Karin Pirc

Ayur-Veda

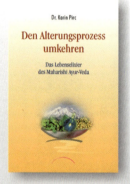

„Jung und gesund bis ins höchste Alter!"

… ein Wunsch, der wohl so alt ist wie die Menschheit selber, den fast jeder von uns kennt und der gerne ausgebeutet wird, um uns irgendetwas zu verkaufen – deshalb klingt dieser Satz auch so banal. So banal, dass er kaum dazu inspiriert, dieses Buch aufzuschlagen … Das wäre ein Fehler!

Die potente Formel: Man nehme den Ayur-Veda, die älteste Weisheits- und Gesundheitslehre der Menschheit, reinige sie in 25-jähriger Arbeit von allen Verkrustungen, vermähle sie mit den neuesten wissenschaftlichen Erkenntnissen der ganzheitlichen westlichen Medizin und gebe viele Rezepturen sowie Anregungen zur Vorbeugung und zum Heilen hinzu.

Dr. phil. Karin Pirc ist Ärztin, promovierte Psychologin und Autorin verschiedener Bücher zum Thema. Sie beschäftigt sich seit 1984 intensiv mit Ayur-Veda und ist heute ärztliche Direktorin der Maharishi Ayur-Veda-Klinik in Bad Ems.

Dr. Karin Pirc: Den Alterungsprozess umkehren | 128 Seiten | ISBN 3-933496-56-X

J. Kamphausen